刘绍武三部六病精义带教录

刘绍武 著

刘惠生 整理

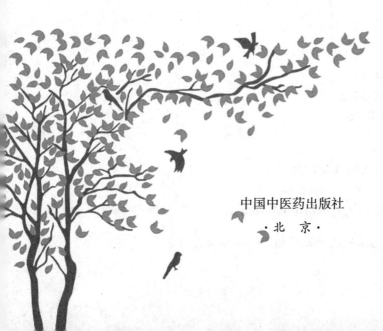

中国中医药出版社

·北京·

图书在版编目（CIP）数据

刘绍武三部六病精义带教录 / 刘绍武著；刘惠生整理 . —北京：中国
中医药出版社，2019.11
ISBN 978 - 7 - 5132 - 5689 - 6

Ⅰ . ①刘… Ⅱ . ①刘… ②刘… Ⅲ . ①《伤寒论》—研究
Ⅳ . ① R222.29

中国版本图书馆 CIP 数据核字（2019）第 185775 号

中国中医药出版社出版

北京经济技术开发区科创十三街 31 号院二区 8 号楼
邮政编码　100176
传真　010-64405750
保定市中画美凯印刷有限公司印刷
各地新华书店经销

开本 710×1000　1/16　印张 17.5　字数 252 千字
2019 年 11 月第 1 版　2019 年 11 月第 1 次印刷
书号　ISBN 978 - 7 - 5132 - 5689 - 6

定价　78.00 元
网址　www.cptcm.com

社 长 热 线　010-64405720
购 书 热 线　010-89535836
维 权 打 假　010-64405753

微信服务号　zgzyycbs
微商城网址　https://kdt.im/LIdUGr
官 方 微 博　http://e.weibo.com/cptcm
天猫旗舰店网址　https://zgzyycbs.tmall.com

如有印装质量问题请与本社出版部联系（010-64405510）

古往今来，

学术是人类智慧的结晶，

治学当无古今，无中外，无尔我，

以是者为是、非者为非，永远以先进代替落后。

—刘绍武—

序 一

　　《伤寒论》以其论精与治验传于世，虽历千八百年而今之研习者更盛也。然见仁见智，所见非一，或以经络论六经，或云各经中皆有寒热虚实，或假借运气，或附会岁露，众说纷纭，莫衷一是，此读《伤寒论》之一难也；《伤寒论》自成书以来，几经显晦，仲师原作未传于世，即叔和所编亦不可睹，现谓之宋本者乃明赵开美之复刻本，其中缺遗、错简、讹字，后师增入均在不免，此读《伤寒论》之二难也；汉文简捷，或补笔伏笔，或只字传神，或文义互见，须前后互勘，读书须着眼于无字处，此读《伤寒论》之三难也；时间推移，词义变易，以古代之词语，准今日之词义，音义悬隔，此读《伤寒论》之四难也。有此四难，使不少学者望而却步，或人云亦云罢了。吾师能拨其云雾，得其精髓，更着新义，创"三部六病"学说，实非易也。

　　绍师之治学，不拘一格，无门户之见，无中外之别，钻研旧学，吸收新知，凡一技之长者可师，一药之效者可取。尝云："治学当无古今，无中外，无尔我，以是者为是、非者为非，永远以先进代替落后。"故虽圣贤所述，不切于理者不取，不验于事者不信。除中西医学外，对哲学、文学、历史、自然科学等边缘学科无所不览，其说中富含哲理。

师对《伤寒论》精研甚深，临证施用，随手拈来。然对《伤寒论》之不足也深有感悟，故对《伤寒论》有"立纲、归类、正误、补缺"之举。对各家之释也独具见地，余遵师意曾撰文"试论《伤寒论》六经当为六病"商榷于同道。又，阴阳之对立统一为阴阳之基本规律。而现行《伤寒论》本，表部与半表半里部只有太阳与少阳而成孤阳；里部则有四，为一阳三阴。医圣仲景绝不此为。有鉴于此，故有重新归类之必要，使之既合于古，又准于今。

绍师之疗疾，常曰须"稳、准、狠"。"稳"谓临证须静心询问病史和仔细诊查；"准"是周详辨析和认证准确方不致误；"狠"谓放胆用药，使其直达病所，方可拔除病根，若病重药轻，反延误病机，病必不除。师之临证，常使余忆之。如：治肩凝痹痛，葛根常用至120g方能速效；治外感需表里双解时，柴胡量时有达60g者。

绍师尝谓治急性病须胆识兼备，无识则认证不确，无胆则药难胜病。治慢性病又须有方有识，即"定证、定方、定疗程"。定证者，必须认证准确，定方者谓必须守方，以慢性病之向愈乃较长过程，证不变则方亦不变。尚须预测疗程之长短，以坚定患者服药信心，若疗程不足则永无愈期。有讥师之治病为不辨证者，其所谓辨证乃每诊一方，证未变而方屡易，焉有如是之辨证哉？师在治慢性病时，还有"协调整体，突出局部"之谓，称为"协调疗法"。师常言：人之病，病变虽在局部，然多缘于整体之失调，久治不愈者，当须识此，应局部整体同时调之。余依此法治疑难病，临证获益匪浅。

1961年，余随师临证，诊余之暇，得绍师点拨，遂对《伤寒论》得以粗解。惜乎诊务繁忙，闲暇甚少，加之余本驽钝，随师三十年，仅得其十之二三，即使如此，施于临证，多获良效。

师谓，中药现行之汤剂必须改革，以适应社会之需要。1965年，师与余对中药现行之汤剂进行了初步改革试验。用密封法恒温提取，消毒封装，使调剂规范，方便患者，用于临证，收效甚佳。

师之课徒，不辞辛劳，若有所问，解惑不厌其烦，传授技术，尽皆倾囊相授。桃李满园，遍及大江南北。1991年师移居海口，曾作诗一首以勉后学。诗曰："一望大海渺无涯，敢驾轻舟探由来，乘风破浪飞也去，方知彼岸有亭台。"

师之三部六病学说，早有讲授初稿。1974年，师兄郭维峰整理，经余增删订补成册，由太原市中医研究所内部刊印。十余年后，学说演进，复由师弟宿明良整理，亦内部出版。今又十余年矣，吾师已九十有五，年居全国首批500名老中医之长，仍研究不辍，学说更臻完善，医界求者日盛，为弘扬祖国之医学，实有必要重新整理。师弟刘惠生系师次子，毕业于西医学院，更兼家学渊源，经三十余年之不懈努力，中西皆精，深得《伤寒论》和三部六病之精义，撰本专著，以示同仁。该论著结合近年之进展，补入医案数十则以示运用，其说多附新义，读之可深得其益。

　　杂沓言之，难详师说之概要，愿三部六病学说能为中医现代化有所贡献，为患者增福。

胡连玺

2001 年 10 月 20 日

序 二

  人之贵，莫过于生命；人之重，莫过于健康。维系二者，医学之道也。今日中国之医学，除少数民族医外，以中医和西医为主。中西医经过百余年之碰撞，互有领悟，然至今尚未能真正结合。究其原因诸多，但缺乏能统领中西医之新说是其主要原因。家父创三部六病学说正是为补其缺而思，为补其缺而立。三部涵盖人之整体，六病囊括病之全部，医虽不同，理却难越乎此。借此之法，求两医之通，是其路也。

  中西医之发源地不同，但研究对象相同，医治目的相同，且都是人类的经验总结和智慧结晶。两者应互相尊重，异中求同，异中求通，共同探索，规范共识的概念，制定共识的规则，为医学的统一奠定基础。三部六病学说是以西医的解剖结构划分病位，以中医的阴阳理论归纳病性；又以《伤寒论》的精髓为参照，取西医的名称为标识，概略地勾画出认识疾病和治疗疾病的原则和方法。三部六病学说中的局部病辨证和其倡导的协调疗法，看之似简，用之却效，每为西医或西学中者所喜爱，常可解其临床之难。书中之法，概而明，学之易，用之验，虽不能尽疗诸病，亦可启迪思维，为寻找新的方法指明方向。故慕名拜家父为师者众矣。

书中"《伤寒论》重辑并释",虽非《伤寒论》之原貌,但内容未易,仲景之法更清晰可见。参阅此章对初学《伤寒论》者大有裨益,对研究《伤寒论》者也会有所帮助,虽不能尽释疑团,也胜似"雾里看花"。

人之识在于创新,然创新之路常是坎坷曲折的。家父之说萌发于20世纪30年代,在七十余年的医学生涯中,能从两医的夹缝中走出,独创新说,实为幸哉!

吾就学于西医学院,熏陶于中医之家,实践于农村与城市之地,感悟两医之利弊,亦欲了家父之夙愿,遂将往昔之资料择选而集为本书。今刊行于世,虽文笔不逮,若能使学者有所获益,吾愿足矣。

本书在撰写过程中,得益于主任医师胡连玺之帮助,又蒙博士生导师梁家骅教授的多次阅稿赐教,遂有今日之作,在此一并致谢。

刘惠生

2001 年 8 月 9 日

出版说明

从中医学术流派的角度来看，当代不少经方家具有个性鲜明、独树一帜的学术特色。

按辨证方法来分，经方学派可分为综合辨证派与六病六经派。大多数经方家运用综合辨证，六病六经与其他辨证混用或单用。而以临床家刘绍武和胡希恕等为代表，则在临床几乎悉用六病六经辨证，力求辨证精纯，一以贯之。

按用方思想来分，经方学派可分为合病合方派与精纯原方派。大多数经方家倡导合病合方，而以经方家涂华新、李宇铭等为代表，则倡导尽可能"力专效宏，单刀直入"，临床以不合方、少合方为特色，力求用方精纯，方向精确。

为方便读者学习并掌握当代经方学派的临床精华，我们特推出各学派代表作系列，如本书即是刘绍武三部六病学派的代表作之一。让我们一起来领略其个性鲜明、独树一帜的学术特色吧！

刘观涛

2019 年 9 月 30 日

目 录

引言
——三部六病学说的历程

三部六病学说是我数十年来研习《伤寒论》的学术观点，其内容不受传统文献的束缚，重点是活跃自己的主观能动思维，做到古为今用。三部六病学说是我自己要走的路。

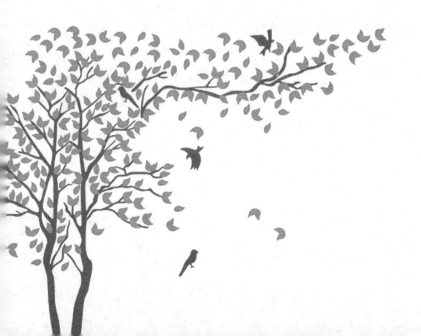

一、三部六病学说的萌发

初学医时，我读的医书有《陈修园医书七十种》和张令韶、张隐庵注解的《伤寒论》。他们注解《伤寒论》应用了一个公式，就是本标中气图。以本标中气图作为理论工具解说的《伤寒论》用于临床，很难辨清一个具体病的病位和病性，这使我感到很困惑。如：寒、热、虚、实均可见于太阳病篇，难以对太阳病中各具体证做出统一的病位和病性界定，分清其性质。这样一直徘徊了十余年。

1928 年，中华书局翻译出版了汤本求真的《皇汉医学》一书，使我受益匪浅。从中启发最大的是日本汉医用《伤寒论》方药治病，临证时合病用合方。认识到这一点，回头再读《伤寒论》原文，始发现仲景应用桂枝麻黄各半汤、柴胡桂枝汤等于医疗实践中，就是合病用合方。这样就解决了临床治疗杂病难的问题。汤本求真是日本一位研究《伤寒论》的医学家，他对《伤寒论》的研究颇具独到见解。其随师十余载，编写了《皇汉医学》这部名著，对日本汉医和中国中医影响很大，故近代文学家兼医学家章太炎在《伤寒论今释·序》中说："令仲景而在，其必曰：我道东矣。"从事医学工作不仅要精通理论，而且要学以致用，学医不同于搞历史和考古研究。在医学实践中，要做到两点：一是准确诊断，二是有效治疗。张仲景就是重视诊断和强调治疗的先驱和典范。历代注释家多坐在书房内搞注释，常是理论和实际脱节。本人经历了 1928 ～ 1933 年五年的临床实践，经过长时间的实践检验，对《伤寒论》方剂有了较清楚的认识，开始了一病一方、合病合方的实践阶段。

早年事医，时值瘟疫流行，求医者络绎不绝。当地贫苦，《伤寒论》的处方价廉，这为我学习实践《伤寒论》提供了极好的机会。历经十余年的实践，方剂越用越多，思路越来越广。逐渐对《伤寒论》方剂有了全面的了解。随着对《伤寒论》方剂的应用与理论研究的进一步加深，开始认识到张仲景在《伤寒论》中对"表、半表半里、里"的称谓是病位的概念，而"太阳病、少阳病、阳明病、太阴病、少阴病、厥阴病"是病性的归纳。由此，三部六病的学术思想也在逐渐萌发之中。

二、三部六病学说的发展

1939 年，日本人占领了上党地区，家乡沦陷，逃难到西安，后又转迁到天水。1944 年的天水，是当时文学界、医学界、政界等各界名流逃难汇集的地方。其中，热爱中医的人士组织起来，让我讲中医。此时，又恢复了在长治时创办的"友仁医社"，首次以三部六病学说思想讲解《伤寒论》。由原山西大学理化系主任张辅轩先生做记录。根据讲稿整理出《仲景学术观》《仲景药能观》《仲景证治观》，当时拟于出版，但因闻日本投降，惊喜之际，大家都急于还乡，竟导致稿文全失，后仅收得《仲景证治观》残卷一部。

在数十年的医疗实践中，三部六病学说经历了一个逐步完善的过程。如少阳病的主方，我开始选用了栀子豉汤，对治少阳病的"热烦"效果较好，但解决不了少阳病的胸满。后从《伤寒论》的小柴胡汤证"胸胁苦满"中得到启发，认识到须加用柴胡，直至后来改用黄芩汤加柴胡等，才确定了少阳病的主方。还有太阳病的原主方是葛根汤。葛根、麻黄治太阳病无可非议，但葛根汤是以桂枝汤为基础的，太阳病是表部实热之证，"桂枝下咽，阳盛则毙"，用桂枝治太阳病效果不甚理想。1972 年，我用麻杏石甘汤加葛根组成新方，初试疗效大增，又经过反复使用，证明疗效甚好，这样才确立了治太阳病的理想主方。长期的医疗实践给三部六病的主证、主方、主药提供了逐步完善的条件。1973～1985 年，形成了三部六病的基本框架和内容。

三部六病学说是我长期从事《伤寒论》临床实践和理论研究后，逐渐总结出的一个带规律性的体会。三部六病学说也是从既要符合现代西方医学理论，又要符合中医学理论的愿望出发，为创造具有民族形式和民族风格的理论体系而做的探索。

三、三部六病学说的系统论观

系统论即系统方法论，是 20 世纪 30 年代的产物，是一种新型的科学方法论。因其发展迅速，引起了现代科学家的普遍重视。中医理论的现代化，也要借助这种方法论。系统论认为，系统是由相互联系、相互作用的若干要素所组成的，它具有一定的整体综合功能和性质。系统方法就是从组成系统的整体和各要素的相互联系和相互作用中，揭示和研究对象的本质及其规律性。

事实上，系统方法论也是医学和哲学的"中介环节"，类似中医辨证的观点。贝特朗菲在《有机论》中说："生物体不是一些部件杂乱无章的堆积物，而是一个有机的统一体，这种有机体具有一种新质，即系统质。"在三部六病中，将人体视为一个整体系统，三部是三个子系统，各器官与组织又是下一级子系统。三部在机体中遵循一定的顺序性和动态平衡性向前发展着，保持各部特有的功能。三部不能说出哪一部占优势，而是全面地、协调地、均衡地为整体而保持着各自的生理功能。如：表部肺的节律性呼吸，皮肤汗腺的适时性开合；里部的顺序性消化吸收和排泄；半表半里部规律性的周而复始的循环，凡此种种，都可表明三部系统的有序性和平衡性。西德理论物理学家哈肯，在他写的《协同论》中称此为"目的点"或"目的环"。他认为大系统功能的结构特征是各系统功能结构协同作用的结果。系统只有在"目的点"或"目的环"上才能显示它的稳定性。在表部，肺与皮毛的功能是适应空气，它们的一切生理活动都为整体能正常地适应和利用空气而进行，这就是表部的目的点和目的环；在里部，口腔、食道、胃、小肠、大肠的功能是适应饮食，一切生理功能都为适应饮食的消化、吸收、排泄而存在，这是里部的目的点和目的环；在半表半里部，心脏、血管等的一切功能是为适应血液循环，调节和稳定内环境而展开，它们的活动都是以达到血液正常循环为目的点和目的环。

法国生理学家伯尔纳说："所有的生命机制尽管多种多样，只有一个目标，就是保持内环境中生活条件的稳定。"在伯尔纳发表他的观点前四年，恩格斯就写道："在活的机体中，我们看到一切最小的部分和较大的器官的继续不断的运动，这种运动在正常的生活时期，是以整个机体的持续平衡为其结果。"我们中医学倡导的"阴平阳秘，精神乃治"，正是机体平衡稳态学说的高度概括。

仲景经过临床生动的直观和抽象的思维，悟出三部六病这个富有哲理性和系统性的辨证方法，以临床实践经验为内容，著成《伤寒杂病论》是一个创举，仲景也当为系统方法论的一个伟大先驱。三部六病学说就是在《伤寒论》的基础上，结合西医学的内容，进一步应用系统论的典范。

（刘绍武）

第一章

三部六病学说概述

三部六病学说是根据张仲景《伤寒论》的学术思想，结合吾六十余年学习《伤寒论》和从事医学实践而总结出的体会。其中包括整体、三部、单证、合病、并病、兼证、合证、局部病等几个方面的内容。

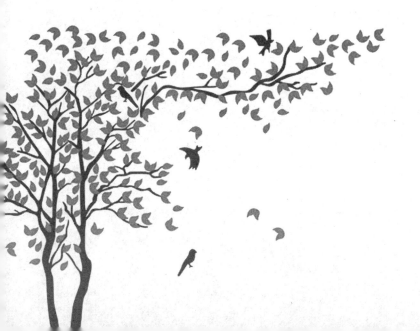

第一节　整体的概念

人体是一个有机整体，由骨骼、肌肉、气血、神经、经络等不同的组织构成。它们互相制约、互相依存、协调一致，维持着人体的新陈代谢，体现着人的生理功能。这种有机体的结构虽然很复杂，但从整体的观念看，人体如同一个双层圆桶样的模式结构，有暴露于自然界的外层，有包裹在里的内层，有介于内外之间的实质层。由于内外两层都与外界相通，故外层为表部，实为表中之表；内层为里部，实为里中之表；中间的实质层，实际上才是纯里。这三部分构成了整体，分别担负着气体的呼吸、饮食的消化、血液的循环等功能。人体就赖此以生存。在整体内，有着担负人体生命活动的极其微妙的各个系统、器官和组织，它们的相对平衡，保持着人体的正常功能，维持着正常的生命活动。

一、整体的范畴

人体是由三部构成的，三部就是整体的范畴。我们认为，人体的整体性表现在气血上，通过气血的循行达成机体的统一。

我们知道，神经、肌肉、骨骼和各组织脏器都有各自固定的位置，有其机械性，是一个有机的支架。气血在体内周而复始地循环，不足一分钟在体内就可循行一周，在机体中，谁也不能给气血画出界限。时而在此，时而在彼，此刻是体表之血，彼刻就是胃肠之血。由于气血的运行，各部位的功能才得以保证。"目得血能视，手得血能握，足得血能步"，这是整体性的体现。机体各部分都是通过气血联系为一个整体的。如果大脑缺血，则可以使人昏厥。故古人曰："心者，君主之官，神明出焉。"所以，我们认为，在人体中，心脏居第一而不是大脑居第一，因心脏是整体生存的最重要的物质基础，思维是大脑以气血为基础反映出的一种功能。各部是整体的内容，整体性是各部统一的最高表现。

二、整体的特性

1. 组织性

机体是一个有组织的整体，各器官、组织、细胞、分子等，有着严密的组织性。各种新陈代谢都是在这种组织性的支配下进行着。机体的组织性是在生物长期进化中，按分支演化论的机理形成的。

2. 层次性

机体的层次性有系统、器官、组织、细胞、分子等。在机体内这些层次结构中间都有它们的规定性和法则性，每个层次之间都在互相区别、互相联系中存在。

3. 功能性

机体结构是一个"耗散结构"。功能性过去一直存在着模糊认识，美国普里戈金通过研究结构的功能性认识到：机体的结构必须耗散，消耗能量是正常的，如不消耗能量，就会出现病变。能量的正常消耗形成负熵，出现功能作用，这都是通过科学实验得出的结论。各组织、器官的功能有机综合成为整体的功能性。如果没有了整体的功能性，人体的生命也就结束了。

4. 稳态性

法国生理学家伯尔纳说："所有的生命机制尽管多种多样，只有一个目标，就是保持内环境中生活条件的稳定。"恩格斯亦说："我们看到一切最小的部分和较大的器官的继续不断的运动，这种运动在正常的生活时期，是以整个机体的持续平衡为其结果。"机体必须维持动态稳定性，才能维持整体的正常生存。否则，就会发生疾病。一切治疗的目的，实际上都在于维持机体的稳定性。中医的"阴平阳秘，精神乃治"也是强调机体内环境稳态性的。

5. 有序性

机体是在相互制约、相互促进的基础上井然有序地向前发展着。这是机体的一种特性。虽然组成机体的组织、细胞、分子等错综复杂，但都是有秩序地运动着，在功能上，都是有节律地进行着。如心脏的收缩与舒张、肺脏的呼吸、胃肠的蠕动等。

6. 机械性

机体的骨骼、肌肉、血管、神经和内脏组织器官都有其固定的位置和特殊的构造，这是保证整体形态和运动的基本条件。这种机械性是外科得以实施的基础。

7. 能动性

许多疾病的发展预后和人的主观能动性密切相关。有些被医学认为患"不治之症"的患者，由于其发挥主观能动性，配合正确治疗，最后可能战胜病魔，恢复健康。在临床中，能否调动病人的主观能动性也是衡量一个医生水平高低的标准。治病如同作战，"善战者，攻心为上"，就是说使病人树立战胜疾病的信心，在慢性病治疗中有着重要意义。

8. 天人合一性

人是和自然界有着密切联系的整体。《素问·气交变大论》说："善言天者，必应于人。"《伤寒论》中亦有"日晡所发潮热"的记载。自然界为一大天地，人为一小天地，有病之身在风雨、阴晴、昼夜、四季均有感应。自然界是一个无穷无尽的、相互联系和制约的整体。自然界的一切变化都会影响人类的生存，因此，保护环境也是维护天人合一性的重要方面。同时，对维护人的整体性也起到积极作用。

人的整体和局部是不可分割的，整体是局部有序综合的最高表现形式，局部是整体的基本内容和存在基础。整体的八种特性彼此相互交渗、依存和协同，从而使整体性得以充分展现。

第二节　三部的概念和功能

一、表部的范畴和功能

凡是和空气相接触并发生关系的部分都属表部的范畴。表部包括呼吸系统、皮肤、神经系统、感官系统。

表部在结构上和功能上都有其独特性。这种特殊性就是和大自然的空气发生着密切关系。

1. 呼吸作用

呼吸为生理活动的表现形式，空气中的病邪通过呼吸作用而成为致病因素。表部的生理、病理变化，一切都围绕着空气展开。这就是表部不同于其他部的特殊点。

表部主要包括两个方面：一是体表和皮毛，其与外界接触面为$2.5 \sim 3.5 m^2$；二是肺，肺脏由四亿左右个肺泡组成，与气体接触面积为$60 \sim 100 m^2$，肺脏与空气的接触面积远远大于皮肤。肺脏的呼吸功能在生物进化过程中逐渐代替了皮肤的呼吸功能，因此，中医学所讲的"肺与皮毛相表里"是十分有道理的。

2. 体温调节作用

正常人体每天通过辐射、对流，占总散热的73%；蒸发散热占14.5%；呼吸散热占10.7%；二便散热占1.8%。从上述数据看，散热主要集中于体表，二便所带走的热量仅占散热总量的1.8%，散热甚微。如果体表不能将这些热散出，必然集中到肺部去代偿。另外，生物学研究证明，青蛙将肺叶切除可以活6天，而将皮肤剥去，由于不能很好地调节体温，则很快死亡。许多节肢动物无肺，靠体表与外界对流而进行体温调节。由此可见肺与皮毛关系十分密切。在《素问·六节藏象论》中说："肺者，气之本。其华在毛，其充在皮。"《素问·五脏生成》也说："诸气者皆属肺，肺之合皮也，其荣毛也。"

3. 防卫作用

皮肤与肺是人体的最外层，经常受到外界有害因子的作用，因此，《素问·皮部论》说："是故百病之始生，必先于皮毛。"皮肤是人之藩篱，机械性阻挡外界刺激和病原微生物的侵入，对保护人体起到重要作用；呼吸道的黏膜和其分泌液、白细胞对预防微生物侵害、清除粉尘有特殊功能。

4. 神经调节作用

人体的信息70%以上来源皮肤，通过皮肤等感受器和效应器来完成神经系统的调节作用，维持着整体的稳定。

5. 排泄功能

表部通过呼吸系统的呼吸和咳嗽，不仅将体内的二氧化碳排出体外，而且将痰液和其他有害物也一同排出体外。另外，皮肤的汗腺也将血液中的一些有害物质通过汗液而排出。

二、里部的范畴和功能

凡与饮食接触并与之发生关系的机体部分，称为里部。在人体，上自口腔，下至肛门，由平滑肌组织构成一条粗细不匀、弯曲不等的空腔器官，形成一个有机的系统。这就是里部的范畴。里部包括整个消化系统（肝、胆、胰的外分泌也在其内）。

1. 消化吸收功能

食物经口腔、食道、胃、小肠、大肠，由肛门排出，饮食经过摄取、消化、吸收、排泄。中医认为在本系统中，胃是中心，起主导作用，其他器官起辅助作用，处在次要和服从的地位。故《素问·五脏别论》上说："胃者，水谷之海，六腑之源也。"《灵枢·师传》说："六腑者，胃之为海。"《灵枢·玉版》也说："胃者，水谷气血之海。"《伤寒论》中把胃肠道称为"胃家"也是这个道理。从营养物质的消化吸收过程来看，里部与其他脏器的关系也很密切，里部又称中焦。《黄帝内经》中有"中焦受气，变化而赤，是为血"之说。《素问·玉机真脏论》篇有云："五脏者，皆禀气于胃，胃者，五脏之本也。"《素问·六节藏象论》也说："脾胃、大肠、小肠、三焦、膀胱者，仓廪之本……能化糟粕，转味出入者也。"

在分工方面，《素问·灵兰秘典论》上曾说："脾胃者，仓廪之官，五味出焉；大肠者，传导之官，变化出焉；小肠者，受盛之官，化物出焉。"

对于水谷输布情况，在《素问·经脉别论》中有较详细的阐述："食气入胃，散精于肝，淫气于筋……饮入于胃，游溢精气，上输于脾；脾气散精，上归于肺；通调水道，下输膀胱。水精四布，五经并行，合于四时五脏阴阳，揆度以为常也。"

再谈一点里部的脉象表现，那就是胃脉。里部以胃为主导，故有"有胃气则生，无胃气则死"之说。在临证治疗危重患者时，诊脉平其胃气是一个重要的手段，也是一个决生死的重要依据。脉弱以滑是有胃气，为易治，反之则难医。人的先天之本为肾，后天之本为脾胃。病之后期，能否向愈，胃脉的有无是一个关键。胃脉在，代表着里部的消化机能尚可，故常曰："食谷者昌，失谷者亡。"胃脉对预测病的转归有一定的意义。这种脉象需要在实践中认真地摸索，始能得到真知。

2. 防卫功能

胃分泌的胃酸不仅可以帮助消化食物，而且对细菌等生物性致病因子有极强的杀灭作用。另外，胃肠黏膜也分泌溶菌酶等，对机体起到保护作用。

3. 调节作用

胃肠分泌的多种肠肽类物质起到内分泌调节作用。

4. 排泄功能

里部的正常排泄是通过排便而进行的。但是，呕吐与腹泻也是排除体内有害物质的有效方法。

三、中部的范畴和功能

机体除表、里两部外的剩余部分均称为中部。中部又称半表半里部。中部包括循环系统、泌尿生殖系统、内分泌系统、免疫系统、骨骼肌肉等。其功能如下。

1. 循环与营养功能

中部是以气血为中心，以心脏为主导，通过心脏的循环作用，使血液周流全身，灌注四肢百骸、五脏六腑。人体中没有一个关节、一块肌肉、一个细胞不受气血的灌注濡养。否则，就会发生缺血、坏死，失去其特有的功能。故《素问·五脏生成》篇说："目受血而能视，足受血而能步，掌受血而能握，指受血而能摄。"说明机体的每个部分都在血液的滋养下，机能活动才能得以保证。

2. 防卫功能

血液中白细胞类、各种溶酶、补体、抗体等，对侵入机体的各种有害物质有消灭和清除作用，对维持机体健康起着极其重要的作用。故中医称其为"卫气"。

3. 调节功能

血液中的各种内分泌激素通过血液循环达到效应细胞，从而对机体进行着有序的调节。故称其为"和调五脏"。

4. 排泄功能

中部的排泄功能是通过泌尿系统来完成的。机体内各种有害物质进入血液后，绝大部分经肾脏通过尿液而排出体外。因此，中部也是沟通表里的中介和纽带。机体的三部也是通过中部而达到统一，形成了整体。

第三节　三部六病证的概念和分类

一、证的概念

一般认为，证是对疾病过程中一定阶段的病因、病位、病性、病势等病机本质的概括。我认为，"证"是机体病态时的病理信息集。具体证是医生对某特定的病理信息集起的名称，是具体证的分类符号。"证"是疾病物质和能量的表象。也就是说，证是疾病存在的方式和运动发展的状态，以及这种方式或状态的直接或间接的表达。"证"通过物质能量的表象而存在，不是空洞无物的，寒与热，虚与实都有一定的物质基础在起作用；同时，也是机体具有实质性改变或功能失调的表现。因而"证"就是疾病本质的反映。

二、三部六病证的分类

按三部的划分标准，机体在疾病时，每部都可能会有阴阳两种不同病性的表现形式，三部就会有六类阴阳属性不同的证候群出现。这六类阴阳属性不同的证候群，简称六病。将其分别命名为：表部的太阳病和厥阴病；中部的少阳病和少阴病；里部的阳明病和太阴病。六病的概念分述如下。

（一）六病的纲领证

1. 表部

太阳病：头项强痛，发热恶寒，无汗，脉浮，或咳，或喘。

厥阴病：手足逆冷，脉微细或欲绝，恶寒，肢节痹痛。

2. 中部

少阳病：心中热烦，胸满，身热或寒热往来，咽干口苦，小便黄赤。

少阴病：心动悸，背恶寒，短气，或脉微细，但欲寐。

3. 里部

阳明病：胃家实，发潮热，自汗出，大便难。

太阴病：腹满，脉沉迟，时腹自痛，或吐，或利。

（二）核心证

核心证是纲领证中一个具有代表性的症状或体征，以三阳病的热证和三阴证的虚证为代表，是决定六病病性的主要依据。据此医生能对疾病很快做出定位和定性的辨证结果。具体如下：

太阳病：头项强痛。

少阳病：心中热烦。

阳明病：胃家实。

太阴病：腹满。

少阴病：心动悸。

厥阴病：脉微细或欲绝。

（三）十二单证

十二单证是指构成上述三阳病的热、实证和三阴病的虚、寒证。也是构成一切疾病最基础证的分类代表。六病的十二单证分述如下：

太阳病的热证：头项强痛，发热恶寒，脉浮。

少阳病的热证：心中热烦，身热或寒热往来，咽干口苦。

阳明病的热证：发潮热，自汗出。

太阳病的实证：无汗，或咳，或喘。

少阳病的实证：胸满，小便黄赤。

阳明病的实证：胃家实，大便难。

太阴病的虚证：腹满，脉沉迟。

少阴病的虚证：心动悸，短气，或脉微细。

厥阴病的虚证：脉微欲绝或无脉。

太阴病的寒证：时腹自痛，或吐，或利。

少阴病的寒证：背恶寒。

厥阴病的寒证：手足逆冷、恶寒、肢节痹痛。

十二单证是三部六病学说对一切疾病病理信息的分类依据，也是剖析具体证候群的依据。十二单证的组合可以形成难以计数的证候群，要认清具体证候群的病位与病性归属类别，也得从三部六病的十二单证开始，最终才能对辨证有一个准确的认识。

（四）部证

部证又称并病，是指在三部的每部中，当某部的证呈现寒、热、虚、实证均有，难以辨清该证的属性时，只要辨清病位进行论治就可以了。现将三部的部证分述如下。

表部部证：项背强几几，骨节疼痛，或发热恶寒，或无汗，或脉微，或手足冷。

里部部证：胃中不和，心下痞硬，干呕食臭，腹中鸣，呕吐下利，或大便难。

中部部证：胸胁苦满，或寒热往来，心烦喜呕，心下悸，或小便不利。

部证的具体辨证后述。

（五）合病

在机体每部中，凡同时具有实热或虚寒特性的一种证候群谓之病。我们把三部中不同部位上两种以上不同的病并存的证，称为"合病"。在合病中，有阳病与阳病相合，有阴病与阴病相合，有阴病与阳病相合，有二部以上病相合。但是值得注意的是，在同一部位上的合病，称为部证。合病在治疗上采取合病合方的原则。这不是我们的创造，张仲景早在《伤寒论》中就为我们做出了榜样。合病类型如果按照推演式推断，类型非常多。虽然临床表现可能不尽如此，但按此辨析，必然会体会到"貌异神合"，即不是纲领证之相合，也必为类证相合。以后在合病的具体辨证中会讲到。

（六）合证

在临床中，不同部位上两个以上不同单证同时存在，或同一部位上两个性质不同的单证同时存在，称为合证。按推演种类也非常繁多，在以后的辨证中将有例证举出。

（七）兼证

兼证是指在六病中，某病兼有十二单证中，除本病的单证外的其他单证或单证的类证，或为某一固定方证兼有某单证。在以后的辨证中也将有例证举出。

（八）局部病

在整体的三部中，把凡具有独立结构和特殊功能的部分称为局部。局部病证同样具有寒、热、虚、实的病理变化，但在临床上有时不能在整体上明显地表现出来，而是以局部的形态变化和机能障碍为主要表现。这种病理变化，一般情况下，多为慢性过程。因此，局部病有其相对的稳定性，在治疗上也需要使方剂具有相对的肯定性。局部病按其用药途径的不同而分局部病局部治疗和局部病整体局部治疗。

1. 局部病局部治疗

局部出现局限性病变，有时只需在局部使用某种疗法，就能达到治愈的目的，称为局部病局部治疗。如：外敷、外洗、针刺、拔火罐、按摩、切割等。后不再述。

2. 局部病局部整体治疗

局部发生病变，不仅反映在局部，而且影响到整体的正常功能，造成整体的不协调，反过来又作用于局部，使局部病变进一步扩大。这就需要局部和整体结合起来治疗，每个局部必须服从于整体，只有整体的协调，才有局部的改善。协调整体的代表方剂是化裁的小柴胡汤，再结合局部病的特点，共同组方进行治疗。我在临床上应用的许多协调方，就是根据这一理论来进行的。这就是我制定的"协调整体，突出局部"的方针。

另外，局部病具有顽固性。所以在局部病治疗上，处方用药有其恒定性，采用"证不变，方亦不变"的原则，这是后述的重点。

第四节　三部六病学说的脉象观

脉象学说，是中医学中一门独特的技术，通过平脉可以帮助医生得知疾病性质的真伪。临床有时舍证而从脉，一脉定乾坤。因此，平脉有时具有重要的诊断价值。在以后局部病的论治中，脉象的诊平更具有重要的意义。

平脉是一门技术，而不是空洞的理论，无论历代医家把脉象描绘得如何尽善尽美，但具体平起脉来往往是"心中了了，指下难明"。同一脉象，多人平之，常是结论不一，难以说到一起，而不能统一。根据多年实践，我认为脉象应分三类，首先掌握脉象的分类，才能正确地区别脉象，做出准确诊断。现就三类脉象的具体内容，做一分述。先认识基础脉象，再认识复合脉象，在此基础上再平奇形脉。这样，循序渐进，才能完成脉象从必然到自然的认识过程。

一、基础脉

基础脉分七类十四种，根据脉象形成的机理和临床脉象的变化，平诊时要注意以下七个方面。

1. 长度

以等身寸量之，正常人脉长一寸九分。按脉时，上不盈寸，下不及尺者，叫作短脉，主夭；反之，如寸尺两端有余和缓者，为长脉，主寿。

2. 宽度

正常寸口脉宽，以等身寸量之，为 1/10 ～ 2/10 寸。平脉时，宽度以巨细分。超出正常宽度 1/2 叫巨脉；仅占正常脉之宽 1/3 时，称为细脉。巨脉主气盛，细脉主血虚。

3. 深度

脉之深浅以浮、沉分。轻取明显，按之稍减，称为浮脉；轻取不显，重按而明显，称为沉脉。浮脉主病在表，常为外感病；沉脉主病在里，常为内脏病。

4. 硬度

脉之硬度则以弦、软分。紧而弹性差者，谓之弦脉；柔而弹性好者，谓之软脉。硬度是血管弹性的反映。弦脉主病久，软脉主病近，或为正常。

5. 频率

平脉时，频率以迟、数分。一息四至以下为迟；一息五至以上为数。数脉主热，主病进；迟脉主寒，主病退。临床要结合具体情况并观察心脏的功能状态而确定脉率的意义。

6. 充盈度

脉之充盈度，以虚、实分。主要凭脉管内血液量的充盈状态而分。脉管内血液充实有力谓之实脉；瘪而无力为虚脉。实脉主病实，虚脉主血虚。

7. 节律

脉的节律以常脉、涩脉分。主要观察脉跳动是否规律。脉跳动规整，无明显停者，称为常脉，或曰脉平；若表现为"叁伍不调"，即脉跳大小不等，有力无力不等，快慢不等者谓之涩脉，提示心脏功能性变化与器质性病变。

上述七类十四脉是单纯脉，各代表着一个方面。医生按脉时，心中必须安静，对每个病人就诊切脉时，都要仔细辨出这七个方面的不同情况。不能如仲景在《伤寒论》序言所说的"按寸不及尺，握手不及足，人迎、趺阳三部不参；动数发息不满五十"的敷衍态度，这样是学不好脉学的。在这七个方面，需要医者沉下心来认真体会。

二、复合脉

复合脉是临床诊断中常遇到的脉象。病者的脉象多为复合脉，单一脉较少见。复合脉中，凡是七类基础脉中，除自身对立的脉象不能相合外，七个基础脉的任何一类都可以和其他种脉象相复合，构成多种多样的脉象。现举出十余种复合脉，供大家参考，从中得出一般的规律，以通过脉象对病证有所了解。

1. 洪脉

洪脉是由浮脉、巨脉、实脉复合而成。浮为深度，巨为宽度，实为充盈度，脉来若"洪波"之势，主热盛。急性高热患者常见之。

2. 滑脉

滑脉由软脉、实脉复合而成。软者，为血管柔软；实脉为充盈度好，脉流利如珠。主热。在妇女怀孕或生殖系统有炎症、肿瘤时也常为滑脉。

3. 紧脉

紧脉由弦脉、实脉复合而成。弦为硬度，实为充盈度，脉管有收紧之感。常主寒邪束表。麻黄汤证、大青龙汤证常见之。

4. 牢脉

牢脉由弦脉、沉脉、实脉复合组成。弦为硬度，实为充盈度，沉为深度，脉如拉紧之胶管，按之不绝。肾性高血压时可有此脉。

5. 芤脉

芤脉由浮脉、虚脉复合而组成。浮为深度，虚为充盈度，脉浮而中空。新失血之人见之。

6. 革脉

革脉由弦脉、浮脉、虚脉复合组成。弦为硬度，浮为深度，虚为充盈度，脉硬而中空。主久病血虚。

7. 微脉

微脉由细脉、涩脉复合组成。细为宽度，涩为节律。在休克时常见。

8. 结脉

结脉由迟脉、涩脉复合而成。迟为速度，涩为节律。在房室传导阻滞时可见。

9. 促脉

促脉由数脉、涩脉组成。数为速度，涩为节律。常见于心动过速。

10. 濡脉

濡脉由浮脉、细脉、迟脉组成。浮为深度，细为宽度，迟为速率。常见体虚之人。

11. 弱脉

弱脉由软脉、细脉、虚脉复合组成。软为硬度，细为宽度，虚为充盈度。主病久而气血虚。

12. 大脉

大脉由长脉、巨脉复合组成。长为长度，巨为宽度。主气盛。

13. 小脉

小脉由短脉、细脉复合组成。短为长度，细为宽度。常为病久气衰。

复合脉可以有几千种，此处仅举常见的几种。脉象对判断人体的正气与病邪变化有重要的意义，对全面衡量病情，有很大的帮助，临证时，要细心体会，方不致误人。

三、奇形脉

奇形之脉之所以谓奇，就是不能完全按上述的基础脉象平之，而形成其特有的形状。奇形脉有病理性奇形脉和生理性奇形脉之分，生理性奇形脉一般在临床无特殊诊断意义；病理性奇形脉对于局部病的诊断和疑难病的认识有重要的意义，病理性奇形脉有时提供可靠的诊断依据，对治疗起决定性的指导作用。

（一）生理性奇形脉

1. 双管脉

平脉时，寸口脉初按始觉宽大，仔细体验，方能感觉到有两条动脉血管并行经过桡侧，一般无诊断意义。

2. 神门脉

平脉时，寸口无脉，而在神门穴处有动脉通过，叫神门脉，属生理变异，无临床诊断意义。

3. 反关脉

平脉时，寸口无脉，脉管从尺部绕至手背侧，其脉搏显而可见，属生理性改变。

4. 六阴脉

平寸口脉时，脉搏特别细小，难以摸到，其人表现如常，其人迎、趺阳脉搏动如常人者，称"六阴脉"。此类脉多与反关脉并见，属生理性。一般无临床意义。

（二）病理性奇形脉

1. 上鱼际脉

平脉时，寸口脉在腕横纹以上可以摸到。甚者，脉充皮下，可见其搏动，直达手掌大鱼际，故称"上鱼际脉"。多由肝阳上亢（交感神经亢奋）而致。此脉又命名为"溢脉"。

2. 聚关脉

平脉时，寸口部关脉独大，甚者犹如豆状，搏动明显，高出皮肤，寸尺俱弱，其脉搏显于关部，故称"聚关脉"。多由肝气郁结（迷走神经偏盛）所致。

3. 长弦脉

尺脉脉管弦而长，超出尺部向肘后方向延续数寸。脉弦紧有力，多为腹满寒疝所致，根据其长弦程度，常可判断腹满寒疝病变的程度，对消化系疾病的诊断有重要意义。

4. 涩脉

脉搏跳动失去了正常的规律性，表现为"叁伍不调"，即脉之大小不一、快慢不匀、强弱不等。在心脏有器质疾病和功能变化时，常常出现此脉。

5. 晃脉

平脉时，脉的搏动与正常人有别，指下之脉有纵行跳动之感，关前一下，关后一下，其脉呈晃动不安之状，我们称为"晃脉"。多年经验提示这类病者曾受到大的惊吓，有惕惕不安之感。"晃脉"也可称为"动脉"。

临床根据病理性脉象，常可帮助医生找到致病的原因，常能把患者隐藏很深的致病因素探出。见其脉可以用其方，均能收到良效，这也是临证时舍证从脉的依据。

【病案举例】

一军区某司令，感到心烦不宁，脉见涩脉，脉形聚关，在几个医院均诊断不出其病变，我们则根据其脉象诊断为心脏病变，令其做进一步检查，后经二阶梯试验，诊断为"隐性冠心病"，处以调心汤合调胃汤，服二十剂，症状大减，嘱其回部队认真用药，直至病愈。

另一患者来门诊就医时，疑心自己是心肌炎、肝硬化，思想负担沉重。平脉时，见聚关脉与上鱼际脉并见，提示情绪不佳，属自主神经功能紊乱，处以调神汤合调胃汤，令其服用八十剂，脉恢复正常而愈。

通过对脉象的分析，可以更深地理解脉象在辨证论治中的意义，同时，也应明白，脉象学有待于进一步的规范和统一。

第二章
三部六病辨证论治

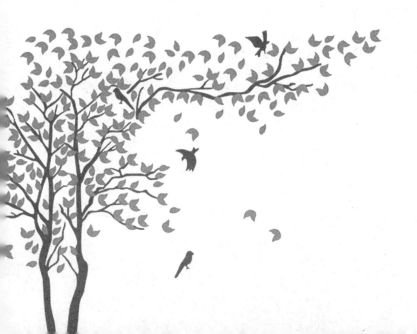

第一节　表部病辨证论治

一、表部阳证——太阳病

重点诊断部位：头部。

太阳病的治则：汗法（辛凉解表）。

太阳病的主药：葛根、麻黄。

太阳病的主方：葛根麻黄汤。

1.葛根麻黄汤证

太阳病，头项强痛，发热恶寒，无汗，脉浮，或咳，或喘者，葛根麻黄汤主之。

葛根60克　麻黄10克　石膏30克　杏仁10克　甘草10克

煎服法：上药五味，加水500毫升，煎取150毫升，分温二服，取微似有汗为佳。小儿酌减。忌辛、辣之品。

按：太阳病的主证是根据《伤寒论》第1条"太阳之为病，脉浮，头项强痛而恶寒"和第7条"病有发热恶寒者，发于阳也；无热恶寒者，发于阴也"，以及第31条"太阳病，项背强几几，无汗恶风者，葛根汤主之"而择出。

我们知道，太阳病为表部的阳性病，其病的本质是实与热。历代医家注解《伤寒论》多以第一条作为太阳病的提纲，但从太阳病的病性来看，本条提纲概述不全，应当予以补充为妥。阳病必发热，表部太阳病的热型特点应是发热的同时恶寒，单纯讲恶寒，不能说明是太阳病，发热恶寒是太阳病特有的发热类型。再者，第一条中缺乏太阳病实证的表现。太阳病在表，有汗为表虚，无汗为表实，故选31条的"无汗"一证列入；其项背强几几是头项强痛在程度上增重的表现；另根据"温邪上受，首先犯肺"的论点和临床常见症状，将肺部的主要证候"咳""喘"列入主证当中始觉更为妥当。从临床经验看，太阳病者非人人皆见咳喘，故而在咳喘之前加"或"字以示说明。

太阳病的主方用葛根麻黄汤，是在实践中逐步确定的。过去，一般认为桂枝汤和麻黄汤是治疗太阳病的方剂，但从实际临床应用的结果看是不适宜的。为什么呢？因为太阳病是表部的阳性病，病性属热、属实。阳病的治则应该是"热则寒之""实则泻之"，故不应该用热性方剂麻黄汤和桂枝汤治热性病。王叔和曾说："桂枝下咽，阳盛则毙。"桂枝汤实乃表虚的厥阴病之方，而非太阳病所能用。我们通过实践，根据《伤寒论》31条"太阳病，项背强几几，无汗，恶风者，葛根汤主之"作提示，曾用葛根汤作主方，认为"项背强几几"与"头项强痛"都是项部肌肉拘紧的表现，本质上没有区别，只是在程度上有轻重之分。又依31条之意选定葛根汤中葛根作主药，麻黄作副主药，开始应用，但是终因其葛根汤是以桂枝汤为基础的，疗效仍不理想，根据"热则寒之"的原则，将其内桂枝汤更为麻杏石甘汤，取名葛根麻黄汤，并与原方以示区别。

葛根麻黄汤中，主药的选择不是随意的，以葛根作主药，以麻黄作副主药是有条件的，是根据疗效高、治疗全面、使用稳妥三原则确立的。太阳病是表部的实热证，需以辛凉药解表，辛以发散，凉以治热，治疗是针锋相对的。辛凉药类很多，但依三原则筛选，葛根比较理想。因葛根性凉，又有发汗作用，可以解表，又清热生津，故选用葛根作太阳病主药。但葛根亦有其不足，发汗之力不及麻黄，对于无汗之实证，则嫌其力稍逊，选用麻黄助其发汗，驱邪外出。二药伍用，相辅相成，治疗太阳病的实热之证疗效显著。

方中五药，葛根辛凉以散太阳之热，麻黄得石膏则变辛温之性为辛凉，与葛根共奏疏风清热之功。其汤内麻杏石甘汤又宣通肺气，以清泄肺中之热，治疗咳喘效果甚好。实践说明，葛根麻黄汤是目前治疗太阳病具有代表性的方剂。

2. 麻杏石甘汤证

（1）太阳病，咳而脉浮者，麻杏石甘汤主之。

麻杏石甘汤

麻黄 12 克　石膏 24 克　杏仁 15 克　甘草 6 克

煎服法：上药加水 500 毫升，煎取 150 毫升，分温二服。

（2）《伤寒论》63 条："发汗后，不可更行桂枝汤，汗出而喘，无大热者，可与麻黄杏仁甘草石膏汤。"

3. 葛根甘草汤证

太阳证，但项背强几几者，葛根甘草汤主之。

葛根甘草汤

葛根 30 克　甘草 10 克

以水 300 毫升，煮取 100 毫升，一次服。

4. 麻黄甘草汤证

太阳证，无汗，喘咳者，麻黄甘草汤主之。

麻黄甘草汤

麻黄 10 克　甘草 10 克

以水 300 毫升，煮取 100 毫升，分温再服。

按：上述言"病"和"证"者，是"病"具备了阳病的"热"与"实"和阴病的"虚"与"寒"；而"证"只具有其中一项。后文"病""证"之分也遵此。

二、表部阴证——厥阴病

重点诊断部位：手足四末。

厥阴病的治则：温补法（温通血脉）。

厥阴病的主药：当归、桂枝。

厥阴病的主方：当归桂枝汤。

1. 当归桂枝汤证

（1）厥阴病，手足逆冷，脉微细或欲绝，恶寒，肢节痹痛者，当归桂枝汤主之。

当归桂枝汤

当归 15 克　桂枝 10 克　赤芍 10 克　细辛 10 克　通草 10 克　甘草 10 克　大枣 10 枚

煎服法：上七味，以水 800 毫升，煮取 300 毫升。温服 100 毫升，日三服。

按： 本病主证是根据《伤寒论》原文 351 条 "手足厥寒，脉细欲绝者，当归四逆汤主之" 和 337 条 "凡厥者，阴阳气不相顺接，便为厥，厥者，手足逆冷者是也" 而择出。一般认为，《伤寒论》原文 326 条是厥阴病的提纲，但从文义上看，显然不妥。326 条说："厥阴之为病，消渴，气上撞心，心中疼热，饥而不欲食，食则吐蛔；下之，利不止。" 从该条文所述诸证来看，该条是一个肠虫症，未言厥阴病证一症。因此，该条不能为厥阴病之纲领。近代医学家陆渊雷在《伤寒论今释》中说："假定本篇首条为仲景原文，为厥阴提纲，则厥阴本无厥证。下文厥热诸条，虽若连类相及，实是照文生义耳。因病名厥阴，遂连类论厥，因证有心中疼热，食则吐蛔，下之利不止，遂连类论发热吐利，复因吐而论哕。此等凑合，不知是仲景原文，抑后人所补缀。《玉函》以不称厥阴病诸条别为一篇，颇有见。玉函之文字及编次，胜伤寒论，类如此矣。" 并说："篇中明称厥阴病者（仅）四条，（除）首条提纲有证候外，余三条文略而理不清（莹），无可研索（禀）。""脏厥尤是少阴病之剧者，蛔厥则是消化器之寄生虫病，二者迥殊，而经旨似皆以为厥阴。然则所谓厥阴病者，明是杂凑成篇。吾故曰：吾提少阴、太阴之外，更无厥阴也。"

从上看出，陆氏根据书中原文辨析，对厥阴病的提纲提出的辩驳，具有一定的道理，但不承认有厥阴病存在也是不符合客观现实的。《伤寒论》中三部，按照对立统一的法则，不要厥阴，只有三阳二阴，是错误的。另外，如果把厥阴划归里部，在里部就有阳明、太阴、厥阴三病。半表半里有少阳、少阴二病，而表部仅有太阳一病，这样划分，同样不符合阴阳对立统一的规律。在《伤寒论》中厥阴病是客观存在的，条文的论述也是有的。请看《伤寒论》337 条 "凡厥者，阴阳气不相顺接，便为厥，厥者，手足逆冷是也"和351条"手足厥寒，脉细欲绝者，当归四逆汤主之"。此两条论述了厥阴的病理和对厥的证治。"凡厥者"是指一切厥证的病变均因"阴阳气不相顺接"而致。这句话可以理解为末梢动静脉微循环障碍，致手足逆冷。但是厥证中有热厥、寒厥、痰厥、蛔厥之分，必须予以区别。只有351条之厥才是真正的厥阴病，它不同于太阴、少阴之阳微之厥，也不同于少阳的阳盛格阴之厥，它是因表部虚寒，血行不畅，气血不能荣于四末所致。足为至阴，距离心脏最远，表部虚寒时，手足逆冷首先出现，故我提倡厥阴诊四末。

厥阴病主方是根据《伤寒论》原文351条的当归四逆汤的实际疗效，在实践中而逐渐确定的。当归四逆汤是以桂枝汤作基础，去生姜加当归、细辛、通草而组成。桂枝汤是治疗表虚的方剂，桂枝汤中桂枝、甘草相合，辛甘以化阳补气；芍药、甘草相合，酸甘以化阴补血；当归活血补血；细辛沟通上下，联络表里；通草以通经活络。方中为突出主药的作用，故命名为当归桂枝汤。

（2）厥阴病，手足常冷者，当归桂枝汤亦主之。

（3）厥阴病，或手足冷痛者，或四肢脉沉微者，当归桂枝汤亦主之。

【病案举例】

驻军某部有一男性患者，薛某，40岁。自1974年始感食欲不振，时有胃脘不适，后渐周身畏寒，四肢尤甚，当时投医治胃，月余无效。又四肢自感酸痛，冷如冰，上由腕至肘，下由踝至膝，肢冷日趋加重，直至睡眠不能脱衣，甚而身着绒衣，合被而卧，并用绳索捆住被头，如此仍然四肢冷极不得眠。患者多处求医均未确诊，治亦不验。1977年4月5日就诊，观其脉证，诊为厥阴病，投以当归桂枝汤。服四剂手足渐温，可入睡。又服四剂，四肢转温如常。随访数月，未再发作。

2. 桂枝汤证

（1）《伤寒论》12条："太阳中风，阳浮而阴弱。阳浮者，热自发；阴弱者，汗自出。啬啬恶寒，淅淅恶风，翕翕发热，鼻鸣干呕者，桂枝汤主之。"

（2）《伤寒论》13条："太阳病，头痛发热，汗出恶风，桂枝汤主之。"

（3）《伤寒论》387条："吐利止而身痛不休者，当消息和解其外，宜桂枝汤小和之。"

（4）《伤寒论》53条："病常自汗出者，此为荣气和，荣气和者，外不谐，以卫气不共荣气谐和故尔。荣行脉中，卫行脉外，复发其汗，荣卫和则愈。宜桂枝汤。"

（5）《伤寒论》54条："病人脏无他病，时发热自汗出而不愈者，此卫气不和也。先其时发汗则愈，宜桂枝汤。"

桂枝汤

桂枝10克　芍药10克　甘草10克　生姜10克　大枣4枚（破）

以水300毫升，煮取100毫升，去滓，顿服。服后15～30分钟无汗者，饮热饮一杯，取微似有汗为佳，不可令汗流漓，病必不除。一服愈，止后服。

按： 桂枝汤为热补性方剂，历代医家均认为此方治表虚证，故归入厥阴病。此方小而效著。另外，此处"太阳病"的名虽不妥，为保持原文貌，故未改动。

3. 当归甘草汤证

厥阴证，脉微细者，当归甘草汤主之。

当归甘草汤

当归15克　甘草10克

上药与水300毫升，煮取100毫升，分温再服。

4. 桂枝甘草汤证

厥阴证，手足冷或肢节痛者，桂枝甘草汤主之。

桂枝甘草汤

桂枝12克　甘草6克

与水300毫升，煮取100毫升，分温再服。

三、表部部证

1. 项背强几几，骨节疼痛，或发热恶寒，或无汗，或脉微，或手足冷，葛根汤主之。

葛根汤

葛根 12 克　桂枝 6 克　麻黄 9 克　芍药 6 克　生姜 9 克　甘草 6 克　大枣 4 枚（破）

以水 500 毫升，煮取 150 毫升，顿服。

2.《伤寒论》31 条："太阳病，项背强几几，无汗恶风者，葛根汤主之。"

3.《金匮要略·痉暍病脉证并治》："太阳病，无汗，而小便反少，气上冲胸，口噤不得语，欲作刚痉，葛根汤主之。太阳病，发热，无汗反恶寒者，名曰刚痉。"

四、合病

咽喉肿痛，发热恶寒，头痛，心烦，脉浮数者，此为太阳与少阳合病，清喉汤主之。

清喉汤

葛根 30 克　薄荷 5 克　牛蒡子 5 克　金银花 30 克　连翘 30 克　桔梗 10 克　玄参 30 克　甘草 10 克

以水 1000 毫升，煮取 300 毫升，分温三服，日三服。

五、合证

1. 葛根黄芩黄连汤证

头痛，发热恶寒，热利者，此为太阳阳明合证，葛根黄芩黄连汤主之。

葛根黄芩黄连汤

葛根 24 克　黄芩 10 克　黄连 10 克　甘草 6 克

以水 500 毫升，煮取 300 毫升，分温三服，日三服。

按：此证为常见的胃肠型感冒，或为夏季急性肠炎。

2. 大青龙汤证

（1）发热恶寒，身疼痛，不汗出而烦躁者，此为太阳厥阴合证，大青龙汤主之。

大青龙汤

麻黄18克　桂枝6克　杏仁10克　石膏60克　甘草6克

以水500毫升，煮取200毫升，去渣，分温二次服，取大汗出；不汗出者，再服；还不汗者，可以200毫升一次服，取汗出为度。

按：常为一剂一次服，取汗出解。

（2）《伤寒论》38条："太阳中风，脉浮紧，发热恶寒，身疼痛，不汗出而烦躁者，大青龙汤主之。若脉微弱，汗出恶风者，不可服之。服之则厥逆，筋惕肉瞤，此为逆也。"

（3）《伤寒论》39条："伤寒，脉浮缓，身不疼，但重，乍有轻时，无少阴证者，大青龙汤主之。"

3. 麻黄汤证

（1）发热恶寒，身疼痛，无汗而喘，脉浮紧者，此为太阳厥阴合证，麻黄汤主之。

麻黄汤

麻黄10克　桂枝6克　杏仁15克　甘草3克

以水500毫升，煮取200毫升，去渣，分温二次服，取汗出为度。

（2）《伤寒论》35条："太阳病，头痛，发热，骨节疼痛，恶风，无汗而喘者，麻黄汤主之。"

4. 小青龙汤证

（1）咳喘吐涎沫者，此为太阳太阴合证，小青龙汤主之。

小青龙汤

桂枝10克　麻黄10克　白芍10克　干姜10克　细辛10克　甘草10克　五味子15克　半夏15克

上药以水500毫升，煮取200毫升，分温二次服，一日二次。

（2）《伤寒论》40条："伤寒表不解，心下有水气，干呕，发热而咳，或渴，或利，或噫，或小便不利，少腹满，或喘者，小青龙汤主之。"

5. 射干麻黄汤证

（1）喉炎为病，或咳，或嘶哑，或呼吸紧迫，或呕，或吐者，此为太阳太阴合证，射干麻黄汤主之。

（2）《金匮要略·肺痿肺痈脉证并治》："咳而上气，喉中水鸡声，射干麻黄汤主之。"

射干麻黄汤

射干 10 克　麻黄 12 克　生姜 12 克　细辛 10 克　紫菀 10 克　款冬花 10 克　五味子 15 克　半夏 15 克　大枣 12 枚（破）

上药以水 800 毫升，煮取 300 毫升。分温三服，一日三服。

6. 麻黄细辛附子汤证

《伤寒论》301 条："少阴病，始得之，反发热，脉沉者，麻黄细辛附子汤主之。"

麻黄细辛附子汤

麻黄 6 克　细辛 6 克　附子 10 克

以水 300 毫升，煮取 100 毫升，分温二次服。

7. 麻黄附子甘草汤证

《伤寒论》302 条："少阴病，得之二三日，麻黄附子甘草汤微发汗。以二三日无里证，故发汗也。"

麻黄附子甘草汤

麻黄 6 克　甘草 6 克　附子 10 克

以水 500 毫升，煮取 100 毫升。温顿服。

按： 本文言"以二三日无里证"是指除前边麻黄细辛附子汤证外，无其他证而言，只因日子多了"二三日"所以用了本方。此两条均为太阳少阴合证。

8. 桂枝麻黄各半汤证

《伤寒论》23 条："太阳病，得之八九日，如疟状，发热恶寒，热多寒少，其人不呕，清便欲自可，一日二三度发。脉微缓者，为欲愈也；脉微而恶寒者，此阴阳俱虚，不可更发汗，更下，更吐也；面色反有热色者，未欲解也，以其不能得小汗出，身必痒，宜桂枝麻黄各半汤。"

桂枝麻黄各半汤

桂枝5克　白芍3克　生姜3克　甘草3克　麻黄3克　大枣4枚（破）

以水300毫升，煮取100毫升，去渣。温顿服。

9. 桂枝二麻黄一汤证

《伤寒论》25条："服桂枝汤，大汗出，脉洪大者，与桂枝汤，如前法；若形似疟，一日再发者，汗出必解，宜桂枝二麻黄一汤。"

桂枝二麻黄一汤

桂枝5克　白芍4克　麻黄2克　生姜10克　杏仁5克　甘草3克　大枣5枚（破）

以水500毫升，煮取200毫升，温服100毫升，日再服。

按：《伤寒论》23条，为典型的夹叙夹议文，文简意赅，如此文者，在《伤寒论》中已不多见。本条叙述了一个病的整个病发过程、治疗情况与目前的病状，凡读《伤寒论》者均应细读而思其味。25条后半段应接在23条之后，与桂枝麻黄各半汤证相似，只是"如疟状"发作次数不同，因而两方比例不同，可见仲景辨证精细入微。此两条均属太阳厥阴合证。病微体弱之人多见。

六、兼证

1. 桂枝加葛根汤证

（1）汗出恶风，项背强几几者，桂枝加葛根汤主之。

桂枝加葛根汤

桂枝10克　白芍10克　生姜10克　甘草10克　大枣4枚（破）葛根12克

以水500毫升，煮取200毫升，温服100毫升，取微似有汗。

（2）《伤寒论》14条："太阳病，项背强几几，反汗出恶风者，桂枝加葛根汤主之。"

2. 桂枝加附子汤证

（1）汗出漏下不止，小便难，恶风，四肢微急，口不渴者，桂枝加附子汤主之。

桂枝加附子汤

桂枝 10 克　白芍 10 克　生姜 10 克　甘草 10 克　附子 10 克　大枣 4 枚（破）

以水 500 毫升，煮取 200 毫升，分温再服。

（2）《伤寒论》20 条："太阳病，发汗，遂漏不止，其人恶风，小便难，四肢微急，难以屈伸者，桂枝加附子汤主之。"

3. 葛根加半夏汤证

（1）头项强痛，无汗而呕者，葛根加半夏汤主之。

葛根加半夏汤

葛根 12 克　麻黄 10 克　甘草 6 克　白芍 6 克　桂枝 6 克　生姜 6 克　半夏 15 克　大枣 4 枚（破）

以水 500 毫升，煮取 200 毫升，去渣，温服 100 毫升，日再服。

（2）《伤寒论》32 条："太阳与阳明合病，不下利，但呕者，葛根加半夏汤主之。"

按：此处的"呕"应为太阴证。

4. 当归四逆加吴茱萸生姜汤证

手足逆冷，脉微欲绝，干呕吐涎沫者，当归四逆加吴茱萸生姜汤主之。

当归四逆加吴茱萸生姜汤

当归 10 克　白芍 10 克　桂枝 10 克　细辛 10 克　通草 6 克　甘草 6 克　生姜 15 克　大枣 10 枚（破）吴茱萸 20 克

以水、酒各 300 毫升，煮取 200 毫升。去渣，分温二次服，一日服二次。

5. 小青龙加石膏汤证

咳喘吐涎沫，心烦者，小青龙加石膏汤主之。

小青龙加石膏汤

桂枝 10 克　麻黄 10 克　干姜 10 克　细辛 10 克　白芍 10 克　五味子 15 克　半夏 15 克　炙甘草 10 克　石膏 30 克

以水 1000 毫升，煮取 300 毫升，去渣，温服 100 毫升，一日三服。

七、局部病

1. 调神汤证

脉溢，心烦，易怒，头昏，失眠，记忆力减退或谵语或狂躁，调神汤主之。

调神汤

柴胡 15 克　黄芩 15 克　苏子 30 克　党参 30 克　桂枝 10 克　牡蛎 30 克　石膏 30 克　大黄 10 克　车前子 30 克　代赭石 10 克　川椒 10 克　甘草 10 克　大枣 10 枚（破）

以水 1500 毫升，煮取 500 毫升，去渣，再煮取 300 毫升，温服 100 毫升，一日三服。

按： 本方的组成是根据《伤寒论》107 条"伤寒八九日，下之，胸满烦惊，小便不利，谵语，一身尽重，不可转侧者，柴胡加龙骨牡蛎汤主之"化裁而来。其具体化裁是在小柴胡汤中，以苏子降气化痰，易去半夏辛温有毒之弊；用川椒温中止痛，其为不伤阴之长，易去生姜，使小柴胡汤既保持其协调阴阳之功，又可久服。但在有呕吐症状时，仍用生姜、半夏，取小半夏汤止呕吐之效，而不用苏子、川椒取代；以石膏之辛凉，易去龙骨，使方中保持清热、凉血、镇静；以车前子补肾利尿取代茯苓，使半表半里的病邪得以从小便排出，保持排除病邪的良好通道；方中不用铅丹，以除久服中毒之害。这样经过调整后组成的调神汤，在临证治疗中就具备了"相反相成"，使机体达到有机协调。该方具有下列特点。

（1）寒热并用

方中石膏、黄芩以治热；桂枝、川椒以温中。阴阳失调则功能紊乱，证候是寒热互见，如单纯以温热之品治脾胃之寒，就会使热烦加重，脾胃之寒虽得治，而内热又重，缠绵不得消解；反之，单以寒凉之药以清热除烦，而脾胃又被寒其中，故寒热药并用。

（2）补泻兼施

"邪之所凑，其气必虚。"病者之所以病，就是因机体抵抗力虚衰而被邪气侵及。虚者该补，殊不知，如单用补剂，则易助其热烦病势，反而对机体不利，因补恋邪，邪滞不去，病加一等。因此，必须疏之，方能避因补而助邪，故用泻法以寓其中。在调神汤中补泻并用，人参补之，大黄泻之，补中寓泻，使病邪除、正气充、气血畅，机体的紊乱始趋于协调。

（3）升降内含

溢脉是上热而下寒的体现，遇此之证，必须降中有升，升中有降，上下交流，方使气血通达。方中柴胡升之，苏子降之。二药相伍，升降结合，以达和调。

（4）收散相济

阴阳失调，气血周流不畅，必须用柴胡以疏胸中之邪，而胸满烦惊诸证可解。但心气是一身之主，心气宜收不宜散，如单用发散之品，必然耗散心气，所以方中选用牡蛎，固涩以敛其气，使心气不得耗散。

综上之述，调神汤是通过具有双向调节功能而协调整体的。在应用协调方时，既要掌握原则性，又要注意其灵活性，以适应临床处理各种复杂病证的需要，其变动情况如下。

方剂中寒热的调配。石膏、黄芩与桂枝、川椒是维持方剂中寒热的。如果病者呈现亢奋优势，热象明显，则可加大石膏用量，由30克可增至60克，甚至可达120克；如寒象明显，可加大桂枝或川椒用量，由10克可增至20克；如见背恶寒者，可用附子10克以加大其温性。寒热二药的用量，均可视病情而定。

方剂中补泻的调配。人参与川军是方剂中补泻的药物。有时人参价格昂贵，久服易燥，可用党参代替。应用多年，党参代人参不逊其效。根据病者虚实程度而调整其量。脉见弦象，腹胀满闷证候明显者，可加大大黄用量以泻实；体质虚衰，气短心悸者，加大党参用量以补其虚。

调神汤服用后，会出现各种不同的反应，这与病者的体质、情绪和环境有关。一是用药数剂后症状得以改善。二是有一部分人服药后，不是病情逐渐好转，而是感觉加重，如头晕、困乏无力、不思饮食等。遇此不必多虑，这是用药后调整过程中的反应，坚持用药则会病情好转。三是服药后有腹痛、腹泻反应。许多患者怕其泻而停药，实乃差矣，这是调节中的反应。调神汤是一个双向调控的方剂，有病除病，无病益体，药到病所，必须先除其邪，邪不运至体外，病岂能根治？遇此不必虑之。四是少数患者服药后有嗜睡的现象。这是功能由紊乱趋于正常的一种补偿性反应。原来失眠日久，大脑过于疲惫，用药后，机体开始协调起来，转入恢复阶段，故出现嗜睡不醒。这是病在康复的标志。有此反应者可缩短疗程，使身体较快地复原。

【病案举例】

1973 年曾治一患者，服药三剂后，困倦嗜睡。其家人忧虑，找到门诊，询问其情。嘱其不必多虑，令其尽睡而不必唤醒，每天给予水饮即可。这样，此人连睡六日而醒。后来，到门诊诉说："我如脱胎换骨一样，成了另一个人。"其神清气爽，诸证尽然而消。

医者治病必须做到"胸中有数"，既不可药不对证，固执己见，一错到底，贻害于人；又不可方本对证，是用药后出现的一些暂时不良反应，被假象迷惑，病者一诉，便停药更方，同样贻害于人。这两种都是过错，应尽力避免。"病者之病病疾多，医者之病病道少"，医者对方药必须深钻细研，方不误人。

2. 调肺汤证

咳喘，或发热，或咯痰者，调肺汤主之。

调肺汤

柴胡 15 克　黄芩 15 克　苏子 30 克　党参 30 克　川椒 10 克　甘草 10 克　大枣 10 枚（破）　麻黄 10 克　杏仁 15 克　石膏 60 克　沙参 30 克　麦冬 30 克　五味子 15 克　瓜蒌 30 克　粟壳 5 克

以水 1500 毫升，煮取 500 毫升，再加水 500 毫升，再煮取 200 毫升，去渣，两药相合，再煮取 500 毫升，分温三次服，以空腹为宜，一日三服。麻黄过敏者，以苏叶 15 克取代之。

按：肺部疾病以咳喘为多见，时伴发热或往来寒热，故以小柴胡汤合麻杏石甘汤为主组方。本方对肺部疾病（除肿瘤、结核外），疗效均好，特别对肺部感染性疾病，常优于单用抗生素治疗。基本上是一脏一方。

3. 理目汤证

眼之为病，或视物不清，或目赤流泪，或头痛，或眼底有病变者，理目汤主之。

理目汤

柴胡 15 克　黄芩 15 克　苏子 30 克　党参 30 克　川椒 10 克　甘草 10 克　大枣 10 枚（破）芫蔚子 30 克　白蒺藜 30 克　决明子 15克　石膏 60 克　知母 30 克　桃仁 30 克　大黄 10 克　芒硝 6 克　桂枝10 克

以水 1200 毫升，煮取 300 毫升，倒出药汁，再加水 500 毫升，煮取 200 毫升，去渣，两药相合，再煮取 500 毫升，分温三服，日三服，空腹为宜。忌辛辣之物。

按：眼为人之神，心灵之窗，很多疾病，特别是脑部疾患，通过看眼底有助诊断。眼疾之人，多心烦易怒，故以调神汤为主组方，用之多验。也常是一脏一方。

4. 理鼻汤证

鼻之为病，流涕，头痛，或鼻塞者，理鼻汤主之。

理鼻汤

葛根 30 克　麻黄 10 克　苍耳子 30 克　辛夷 10 克　王不留行 30克　大黄 10 克　柴胡 15 克　黄芩 15 克　苏子 30 克　党参 30 克　陈皮 30 克　白芍 30 克　川椒 10 克　甘草 10 克　大枣 10 枚（破）鱼腥草 30 克

以水 1500 毫升，煮取 500 毫升，再加水 500 毫升，煮取 200 毫升，去渣，两药相合，再煮取 500 毫升，分温三次服，一日三次服，空腹为宜。忌辛辣之物。

按： 本方以太阳病主方为基方组成，对鼻炎和鼻窦炎疗效极好。

5. 除风利湿汤

皮肤为病，或身痒，或皮疹者，除风利湿汤主之。

除风利湿汤

苍耳子 30 克　浮萍 30 克　土茯苓 30 克　苦参 30 克　陈皮 30 克 白芍 30 克　柴胡 15 克　黄芩 15 克　苏子 30 克　川椒 10 克　党参 30 克　甘草 10 克　大枣 10 枚（破）　大黄 10 克

以水 1500 毫升，煮取 500 毫升，再加水 500 毫升，煮取 200 毫升，两药相合，再煮取 500 毫升，分温三服，日三次，空腹为宜。

按： 本方对自身免疫性皮肤病和变态反应性皮肤病疗效较好，常可治愈。

6. 消斑解毒汤证

皮肤红斑，或肿，或痛，或发热者，消斑解毒汤主之。

消斑解毒汤

苍耳子 30 克　浮萍 30 克　土茯苓 30 克　苦参 30 克　柴胡 15 克 黄芩 15 克　苏子 30 克　川椒 10 克　党参 30 克　甘草 10 克　大枣 10 枚（破）　石膏 60 克　金银花 30 克　丝瓜络 15 克　车前子 30 克　大黄 10 克　茵陈 60 克

以水 2000 毫升，煮取 500 毫升，再加水 500 毫升，煮取 200 毫升。去渣，两药相合，再煮取 500 毫升，分温三服，日三服，空腹服。忌奶、鱼、虾、蛋、辣之物。

按： 此方治红斑狼疮有效，须 1～2 年用药，较激素治疗为好。

7. 调滋汤证

肺痨为病，或发热，或咯血，或咳，脉数者，调滋汤主之。

调滋汤

柴胡 15 克　黄芩 15 克　苏子 30 克　党参 30 克　川椒 10 克　甘

草 10 克　大枣 10 枚（破）　竹叶 15 克　石膏 60 克　麦冬 15 克　知母 15 克　粳米 30 克　青蒿 30 克

以水 1500 毫升，煮取 500 毫升，再加水 500 毫升，煮取 200 毫升，去渣，两药相合，再煮取 500 毫升，分温三服，日三服，空腹为宜。忌辛辣、房事。

按：本方治肺结核配服西药"异烟肼"即可，特重型除外。咳者加麻黄 10 克。

8. 补阳还五汤证

半身不遂者或肢体运动障碍者，补阳还五汤主之。

补阳还五汤

黄芪 120 克　赤芍 5 克　川芎 3 克　归尾 6 克　地龙 10 克　桃仁 3 克　红花 3 克

以水 1000 毫升，煮取 300 毫升。去渣，分温三服，一日三次服。

按：此方为王清任方，是治脑血管病的常用方，此类病急性期过后以中药治疗为好。山西三部六病中医研究所研制的"肌复灵"对自身免疫性、神经源性和肌源性疾病引起的瘫痪、运动障碍、肌无力、肌萎缩有特效。

9. 理心复脉汤证

肢节冷痛，无脉，或脉微欲绝，或肢节溃烂者，理心复脉汤主之。

理心复脉汤

当归 15 克　桂枝 10 克　葛根 60 克　通草 10 克　王不留行 30 克　赤芍 15 克　鸡血藤 30 克　玄参 30 克　川椒 10 克　牛膝 10 克　细辛 10 克　银花 30 克　大枣 10 枚

以水 1000 毫升，煮取 300 毫升，去渣。分温三服，日三服。忌奶、蛋、肉、烟、酒、辛辣及房事。

按：本方对西医的血栓闭塞性脉管炎和静脉炎及无脉证有良好的效果，甚至有些肢节脱落者，也可以治愈。此方宜合小柴胡汤。

第二节　中部病辨证辨治

一、中部阳病——少阳病

重点诊断部位：胸部。

少阳病的治则：清法。

少阳病的主药：黄芩、柴胡。

少阳病的主方：黄芩柴胡汤。

1. 黄芩柴胡汤证

少阳病，心中烦热，胸满，发热或往来寒热，咽干口苦，小便黄赤，黄芩柴胡汤主之。

黄芩柴胡汤

黄芩 30 克　柴胡 15 克　石膏 30 克　芍药 15 克　知母 15 克　竹叶 10 克　甘草 15 克　大枣 10 枚（破）

以水 1000 毫升，煮取 300 毫升，再加水 500 毫升，煮取 200 毫升，去渣，两煎相合，煎取 300 毫升，分温三服，日三服。

按：在《伤寒论》中，少阳病篇占的条文最少，但是在《伤寒论》中，属少阳病的条文并不少，只是散见于其他篇中，如白虎汤证、栀子豉汤证等。我认为，凡是用清法的证，均属少阳病证。清法是少阳病的治疗总则，但在《伤寒论》中却用和法来治疗少阳病，这是原则性的治疗错误。在中医界多数医家将小柴胡汤作为少阳病的主方，这显然是不妥的。中医都清楚，小柴胡汤是"调和阴阳、和解表里、宣通上下"的和剂代表。其组方是寒热药均有，这样的方剂怎能用于纯热之证呢？因此，我拟定了上述主方。

少阳病是一个实热证，治疗原则必须是清热除满，其方剂的组成和药物的选择，应该具备清热、凉血、除满、滋阴四个条件。我选用黄芩汤作基础方，方中黄芩清热泻火以治热；柴胡枢转疏满以治实；石膏、竹叶凉血除热；芍药、知母滋阴；甘草、大枣调和诸药。清热药中首选黄芩的理由是目前研究表明，黄芩对十余种细菌有杀菌、抑菌的作用，并有解毒、利尿等功效，这些对于治疗热性病都是有利的，故列为少阳病主药。李时珍少年时曾咳嗽伴胸中烦热数年，其父治之，久不能愈，后用黄芩二两，连服数剂而愈。这说明黄芩的除热止烦作用是很强的，这也是将黄芩选为少阳主药的原因。柴胡有疏满解郁之功，且除热之效也颇好，故选为少阳病之副主药，并以黄芩柴胡汤为主方名。又借白虎汤中的知母、石膏之力，以除热滋阴。此方临床应用效果较佳。

2. 白虎汤证

（1）少阳病，发热，脉滑，或自汗出，或神昏谵语，或出血者，白虎汤主之。

白虎汤

石膏 60 克　知母 20 克　甘草 10 克　粳米 30 克

上药以水 1000 毫升，煮取 300 毫升，分温三服。日三服。

（2）《伤寒论》219 条："三阳合病，腹满身重，口不仁，面垢，遗尿，发汗则谵语，下之则额上出汗，手足逆冷，若自汗出，白虎汤主之。"

（3）《伤寒论》350 条："伤寒脉滑而厥，里有热，白虎汤主之。"

按：白虎汤用于治疗乙脑、流行性出血热有良效。

3. 黄连阿胶汤证

（1）少阳病，心中热烦，或心悸，或肢体抽搐，或谵语者，黄连阿胶汤主之。

黄连阿胶汤

黄连 12 克　黄芩 6 克　白芍 6 克　鸡子黄 2 枚　阿胶 10 克

上药以水 600 毫升，先煮三物，取水 200 毫升，去渣，纳胶烊尽，令少冷，调鸡子黄一枚，搅匀温服 100 毫升，日再服。

（2）《伤寒论》303 条："少阴病，得之二三日，心中烦，不得卧，黄连阿胶汤主之。"

4. 栀子豉汤证

（1）少阳病，胸中烦，或心下结痛者，栀子豉汤主之。

栀子豉汤

栀子15克　甘草6克　香豉15克

以水400毫升，先煮栀子、甘草，取200毫升，再纳香豉，煮取150毫升，去渣，分温再服。

（2）《伤寒论》76条："发汗后，水药不得入口为逆，若更发汗，必吐下不止，发汗吐下后，虚烦不得眠，若剧者，必反复颠倒，心中懊侬，栀子豉汤主之。"

（3）《伤寒论》77条："发汗，若下之，而烦热，胸中窒者，栀子豉汤主之。"

5. 猪苓汤证

（1）少阳病，心烦发热，小便淋痛，小便不利或尿血者，猪苓汤主之。

猪苓汤

猪苓10克　茯苓10克　泽泻10克　阿胶10克　滑石10克

以水500毫升，煮取200毫升，去渣，纳胶烊消，分温三服，日三服。

（2）《伤寒论》223条："若脉浮，发热，渴欲饮水，小便不利者，猪苓汤主之。"

6. 半决渎汤证

少阳证，但小便不利，浮肿者，半决渎汤主之。

半决渎汤

金银花30克　车前子30克　丝瓜络15克

以水500毫升，煮取200毫升，分温再服。

注： 后有决渎汤。

7. 芍药甘草汤证

（1）少阳证，脚挛急，或自汗出，或心烦，或微恶寒，或脉浮，或小便数者，芍药甘草汤主之。

芍药甘草汤

白芍 60 克　甘草 60 克

上药以水 500 毫升，煮取 200 毫升，去渣分温再服。

（2）《伤寒论》29 条："伤寒，脉浮，自汗出，小便数，心烦，微恶寒，脚挛急。反与桂枝汤欲攻其表，此误也。得之便厥，咽中干，烦躁吐逆者，作甘草干姜汤与之，以复其阳；若厥愈足温者，更作芍药甘草汤与之，其脚即伸；若胃气不和，谵语者，少与调胃承气汤；若重发汗，复加烧针者，四逆汤主之。"

按： 本条叙述了一个芍药甘草汤证的临床表现与误治后的过程，层次清晰，论述得当，惜在《伤寒论》中，此种条文不多矣。可参阅第四章《伤寒论》之释。

8. 小陷胸汤证

（1）少阳病，胸中满而痛，微热，脉浮滑者，小陷胸汤主之。

小陷胸汤

黄连 10 克　半夏 15 克　瓜蒌 60 克

上药以水 600 毫升，先煮瓜蒌，取 300 毫升，再纳诸药，煮取 200 毫升，分温三服。

（2）《伤寒论》138 条："小结胸病，正在心下，按之则痛，脉浮滑者，小陷胸汤主之。"

9. 栀子柏皮汤证

（1）少阳证，心中热烦，身目黄者，栀子柏皮汤主之。

栀子柏皮汤

栀子 10 克　柏皮 15 克　炙甘草 10 克

以水 500 毫升，煮取 200 毫升，去渣，分温再服。

（2）《伤寒论》261 条："伤寒身黄，发热，栀子柏皮汤主之。"

10. 大黄黄连泻心汤证

（1）少阳证，心中热烦，心下按之痛，咽干，小便黄赤，或吐血，或衄血者，大黄黄连泻心汤主之。

大黄黄连泻心汤

大黄 20 克　黄连 10 克　黄芩 10 克

上药以沸水 200 毫升，冲浸 10 分钟，分温二次服。

（2）《伤寒论》154 条："心下痞，按之濡，其脉关上浮者，大黄黄连泻心汤主之。"

11. 黄芩甘草汤证

少阳证，但心中热烦者，黄芩甘草汤主之。

黄芩甘草汤

黄芩 15 克　甘草 10 克

上药以水 300 毫升，煮取 150 毫升，去渣，分温再服。

12. 柴胡甘草汤证

少阳证，但胸满者，柴胡甘草汤主之。

柴胡甘草汤

柴胡 10 克　甘草 10 克

上药以水 300 毫升，煮取 150 毫升，去渣，分温再服。

二、中部阴病——少阴病

重点诊断部位：心区。

少阴病的治则：温补法（强心补气）。

少阴病的主药：人参、附子。

少阴病的主方：人参附子汤。

1. 人参附子汤证

少阴病，心动悸，短气，背恶寒，或脉微细，或但欲寐者，人参附子汤主之。

人参附子汤

人参 10 克　附子 10 克　茯苓 30 克　麦冬 30 克　五味子 15 克

上药以水 500 毫升，煮取 200 毫升，去渣。分温三服，日三服。

按：少阴病的主证，是根据《伤寒论》281 条"少阴之为病，脉微细，但欲寐也"和 177 条"伤寒，脉结代，心动悸，炙甘草汤主之"

择出。

原文281条叙证太简，不能包括少阴病之主要证候，因少阴病与少阳病是同位异性的两组病证，同居胸中，一虚寒，一热实，病证绝殊。少阴病的主要病变是心功能不全的表现，陆渊雷曰："少阴病者，乃全身机能衰退之病也。"章太炎说："少阴心疾也。"对于少阴病的认识，各家评说略同，都认为本病是心机能衰退后呈现的一派虚寒象。

少阴病的本质是虚与寒，治则当以温补，人参附子汤为主方。该汤由生脉饮加附子、茯苓等药组成。

人参兴奋心肌，使心肌收缩力增强，常可起死回生，有类洋地黄之功，但无洋地黄之毒性。《神农本草经》载人参"补五脏，安精神，止惊悸，定魂魄，除邪气，明目，开心益智"，故列为少阴病主药。附子强心壮阳，可使心衰恢复，其效力显著。日本小菅卓夫曾做过试验，使蛙心停跳，再将从附子中提取的苷类给予注射时，蛙心可重新恢复跳动，足可见其效力。附子临床所治特征证就是背恶寒，故列为少阴病副主药。人参与附子是治疗心衰的常用药，故用其命名主方。人参附子汤是少阴病的代表方剂，但临床上少阴病的证候有时常不全备，而是以个别症状突出表现出来，如四肢酸痛、手足逆冷、小便不利、脉结代等，这些症状也是组成少阴病的重要方面，体现着病情的特殊性，所以在谈到少阴病的证治时，既要掌握少阴病的一般治疗，又要掌握少阴病的特殊证候的特殊治疗，只有这样才能对复杂的病情做到有的放矢。《伤寒论》的附子汤与本主方作用相近，不再另述。

2. 炙甘草汤证

（1）少阴病，心动悸，脉结代者，炙甘草汤主之。

炙甘草汤

炙甘草12克　生姜10克　人参6克　生地黄50克　桂枝10克阿胶6克　麦冬15克　麻仁15克　大枣10枚（破）

上药以水500毫升，黄酒200毫升，先煮八味取300毫升，去渣，纳胶烊尽，温服100毫升，日三服。

（2）《伤寒论》177条："伤寒，脉结代，心动悸，炙甘草汤主之。"

3. 生脉散证

少阴证，心动悸，自汗出，脉微或脉大无力，或血压低者，生脉散主之。

生脉散

人参 15 克　麦冬 15 克　五味子 10 克

上药以水 300 毫升，煮取 100 毫升，分温再服，不差，可日进两剂。

4. 甘麦大枣汤证

《金匮要略·妇人杂病脉证并治》："妇人脏躁，喜悲伤，欲哭，象神灵所作，数欠伸，甘麦大枣汤主之。"

甘麦大枣汤

甘草 30 克　小麦 30 克　大枣 30 枚（破）

以水 1000 毫升，煮取 300 毫升，去渣，温服 100 毫升，日三服。

5. 团鱼丸证

少阴病，诸虚痨不足，或身瘦，或易病，或身体恶寒，或身体无力者，宜服团鱼丸。

团鱼丸

团鱼 2000 克（焙）马钱子（制）15 克　人参 60 克　蛤蚧 1 对鸡内金 120 克

上药共为细末，炼蜜为丸，每丸重 5 克，日二服，每服一丸。病虚甚者，可每服二丸。

6. 人参甘草汤证

少阴证，心动悸，短气者，人参甘草汤主之。

人参甘草汤

人参 10 克　甘草 5 克

以水 300 毫升，煮取 100 毫升，分温再服。

7. 附子甘草汤证

少阴证，背恶寒，或身恶寒，无热者，附子甘草汤主之。

附子甘草汤

附子 10 克　甘草 10 克

上药以水 300 毫升，煮取 100 毫升，分温再服。

三、中部部病

小柴胡汤证

（1）往来寒热，心烦喜呕，胸胁苦满，口苦咽干，或呕而发热，小柴胡汤主之。

小柴胡汤

柴胡 24 克　黄芩 10 克　党参 30 克　半夏 15 克　炙甘草 10 克生姜 10 克　大枣 4 枚（破）

以水 1000 毫升，煮取 500 毫升，去渣，再煮取 300 毫升，分温三服。

（2）《伤寒论》96 条："伤寒五六日中风，往来寒热，胸胁苦满，嘿嘿不欲饮食，心烦喜呕，或胸中烦而不呕，或渴，或腹中痛，或胁下痞硬，或心下悸，小便不利，或不渴，身有微热，或咳者，小柴胡汤主之。"

（3）《伤寒论》101 条："伤寒中风，有柴胡证，但见一证便是，不必悉具。凡柴胡汤证而下之，若柴胡汤证不罢者，复与柴胡汤，必蒸蒸而振，却发热汗出而解。"

（4）《伤寒论》379 条："呕而发热者，小柴胡汤主之。"

（5）《伤寒论》148 条："伤寒五六日，头汗出，微恶寒，手足冷，心下满，口不欲食，大便硬，脉细者，此为阳微结，必有表，复有里也，脉沉亦在里也；汗出为阳微，假令纯阴结，不得复有外证，悉入在里，此为半在里，半在外也，脉虽沉紧，不得为少阴病；所以然者，阴不得有汗，今头汗出，故知非少阴也；可与小柴胡汤。设不了了者，得屎而解。"

四、合病

竹叶石膏汤证

（1）五心烦热，虚羸少气，或衄血，或呕血，或下血者，此为少阳与少阴合病，竹叶石膏汤主之。

竹叶石膏汤

竹叶15克　石膏45克　党参30克　麦冬30克　半夏15克　炙甘草10克　粳米30克

以水1000毫升，煮取300毫升，去渣，分温三服，日三服。

（2）《伤寒论》396条："伤寒解后，虚羸少气，气逆欲吐，竹叶石膏汤主之。"

按： 此方清热凉血止血效果好。山西三部六病中医研究所的"血宁"药含中药25味，对过敏性紫癜、白血病、再生障碍性贫血、血小板减少性紫癜等有良效。

五、合证

1. 茵陈蒿汤证

（1）发热身目黄，小便赤，大便难者，此为少阳阳明合证，茵陈蒿汤主之。

茵陈蒿汤

茵陈蒿60克　栀子20克　大黄10克

以水1200毫升，先煮茵陈蒿煎至600毫升，再加入栀子、大黄，煮取300毫升。温服100毫升，日三服。

（2）《伤寒论》236条："阳明病，发热汗出者，此为热越，不能发黄也；但头汗出，身无汗，剂颈而还，小便不利，渴引水浆者，此为瘀热在里，身必发黄，茵陈蒿汤主之。"

按： 此方为治肝病的基本方，急、慢性肝病均宜用之。

2. 栀子干姜汤证

（1）心烦热，时腹自痛，或下利，或大便溏者，此为少阳太阴合证，栀子干姜汤主之。

栀子干姜汤

栀子 20 克　干姜 6 克

以水 300 毫升，煮取 100 毫升，顿服。

（2）《伤寒论》80 条："伤寒，医以丸药大下之，身热不去，微烦者，栀子干姜汤主之。"

3. 栀子厚朴汤证

（1）心烦热，腹胀者，此为少阳太阴合证，栀子厚朴汤主之。

栀子厚朴汤

栀子 10 克　厚朴 12 克　枳实 10 克

上药以水 300 毫升，煮取 100 毫升，去渣，分温二服。

（2）《伤寒论》79 条："伤寒下后，心烦腹满，卧起不安者，栀子厚朴汤主之。"

4. 柴胡桂枝干姜汤证

（1）胸胁满，心烦口渴，往来寒热，时腹自痛，大便溏者，此为少阳太阴合证，柴胡桂枝干姜汤主之。

柴胡桂枝干姜汤

柴胡 24 克　桂枝 10 克　干姜 6 克　花粉 30 克　黄芩 10 克　牡蛎 6 克　炙甘草 6 克

上药以水 1200 毫升，煮取 600 毫升，去渣，再煮取 300 毫升，温服 100 毫升，日三服。

（2）《伤寒论》147 条："伤寒五六日，已发汗复下之，胸胁满微结，小便不利，渴而不呕，但头汗出，往来寒热，心烦者，此为未解也，柴胡桂枝干姜汤主之。"

5. 大柴胡汤证

《伤寒论》103 条："太阳病，过经十余日，反二三下之，后四五日，柴胡证仍在者，先与小柴胡汤；呕不止，心下急，郁郁微烦者，为未解也，与大柴胡汤下之则愈。"

大柴胡汤

柴胡 24 克　黄芩 10 克　白芍 10 克　半夏 15 克　生姜 15 克　枳实 15 克　大枣 12 枚　大黄 6 克

上药以水 1200 毫升，煮取 500 毫升，去渣，再煮取 300 毫升，温服 100 毫升，日三服。

按：本条为少阳、太阴、阳明合证。

6. 柴胡加龙骨牡蛎汤证

（1）胸满烦惊，或身重，或谵语，或小便不利者，此为少阳少阴阳明合证。柴胡加龙骨牡蛎汤主之。

柴胡加龙骨牡蛎汤

柴胡 30 克　牡蛎 10 克　龙骨 10 克　黄芩 10 克　茯苓 10 克　桂枝 10 克　大黄 10 克　人参 10 克　半夏 10 克　生姜 10 克　大枣 12 枚（破）　代赭石 10 克（此处以赭石易铅丹，以防铅中毒）

以水 1000 毫升，煮取 400 毫升，纳大黄煮取 300 毫升，去渣，分温三服，日三服。

（2）《伤寒论》107 条："伤寒八九日，下之，胸满烦惊，小便不利，谵语，一身尽重，不可转侧者，柴胡加龙骨牡蛎汤主之。"

按：此方对癫痫小发作有良效。

7. 真武汤证

（1）背恶寒，心下悸，小便不利，或身重，或下利者，此为少阴太阴合证，真武汤主之。

真武汤

附子 15 克　生姜 10 克　茯苓 10 克　白术 6 克　白芍 10 克

上药以水 800 毫升，煮取 300 毫升，去渣，分温三服，日三服。

（2）《伤寒论》82 条："太阳病发汗，汗出不解，其人仍发热，心下悸，头眩，身瞤动，振振欲擗地者，真武汤主之。"

（3）《伤寒论》316 条："少阴病，二三日不已，至四五日，腹痛，小便不利，四肢沉重疼痛，自下利者，此为有水气。其人或咳，或小便利，或下利，或呕者，真武汤主之。"

8. 阳和汤证

蚀骨寒肿，或诸疽无阳证者，属少阴太阴合证，阳和汤主之。

阳和汤

熟地黄 30 克　官桂 3 克　炮姜 3 克　白芥子 3 克　麻黄 2 克　鹿角胶 10 克　生甘草 3 克

以水 1000 毫升，先煮六味，取 300 毫升，去渣，纳胶烊尽，温服 100 毫升，日三服。

按：此方对骨结核病有良效，约 150 剂病愈。不愈，再服。

六、中部兼证

1. 柴胡加大黄汤证

胸胁苦满，大便难者，柴胡加大黄汤主之。

柴胡加大黄汤

柴胡 10 克　黄芩 5 克　党参 10 克　炙甘草 5 克　半夏 5 克　生姜 5 克　大枣 4 枚　大黄 15 克

以水 1000 毫升，煮取 300 毫升，去渣，温服 150 毫升，取下为度。

2. 柴胡加芒硝汤证

（1）胸胁苦满，潮热，大便硬者，柴胡加芒硝汤主之。

柴胡加芒硝汤

柴胡 10 克　黄芩 5 克　党参 10 克　炙甘草 5 克　半夏 5 克　生姜 5 克　大枣 4 枚　芒硝 20 克

上药以水 1000 毫升，煮取 300 毫升，去渣，纳芒硝再煮沸，温服 100 毫升，取下为度，不下更服。

（2）《伤寒论》104 条："伤寒十三日，不解，胸胁满而呕，日晡所潮热，已而微利，此为柴胡证，下之以不得利，今反利者，知医以丸药下之，此非其治也。潮热者，实也。先宜服小柴胡汤以解外，后以柴胡加芒硝汤主之。"

3. 附子泻心汤证

（1）心中热烦，心下痞，口燥咽干，小便黄赤，背恶寒者，附子泻心汤主之。

附子泻心汤

附子 10 克　大黄 20 克　黄连 10 克　黄芩 10 克

以水 400 毫升先煮附子取 100 毫升，以沸水 200 毫升，冲泡余三味，浸 10 分钟后，两药相合，分温三次服，日三服。

（2）《伤寒论》155 条："心下痞，而复恶寒汗出者，附子泻心汤主之。"

4. 白虎加人参汤证

（1）《伤寒论》168 条："伤寒，若吐，若下后，七八日不解，热结在里，表里俱热，时时恶风，大渴，舌上干燥而烦，欲饮水数升者，白虎加人参汤主之。"

白虎加人参汤

石膏 18 克　　知母 30 克　炙甘草 6 克　粳米 30 克　人参 10 克

上药以水 500 毫升，煮取 200 毫升，去渣，顿服之。

（2）《伤寒论》169 条："伤寒，无大热，口燥渴，心烦，背微恶寒者，白虎加人参汤主之。"

七、中部局部病证

1. 调心汤证

凡心之为病，脉涩，疲乏无力，或心悸短气，或心区疼痛，或忐忑不安，或心电图异常，或血压异常，或血脂过高者，调心汤主之。

调心汤

柴胡 15 克　黄芩 15 克　苏子 30 克　党参 30 克　川椒 10 克　甘草 10 克　大枣 10 枚（破）　丹参 30 克　百合 30 克　乌药 10 克　瓜蒌 30 克　郁金 15 克　五味子 15 克　牡蛎 30 克

以水 1500 毫升，煮取 500 毫升，再加水 500 毫升，再煮取 200 毫升，去渣，两煎相合，再煎取 500 毫升。分温三服，日三服，空腹服为宜。

按： 调心汤临床应用的主要指征是"涩脉"。涩脉的出现标志着心脏功能的减低或有效循环血量的减少。涩脉向我们指明了病位在心，同时也指明了病性属虚。经过长期临床观察，涩脉的出现，患者多为长期精神抑郁不畅，即气机不畅。"心者，君主之官。"心脏是人身的主宰，但心脏气血运行与各个组织脏器相关，只有各个局部相互协调，气血循行才能畅达，才宜于心病的治疗。心脏病的治疗要注意下面几点。

（1）强心以健脑

"心者，君主之官，神明出焉。"说明心不仅是气血的主宰，同时与脑的功能息息相关。所以治心脏病，必须与健脑相结合，才能取得好的效果。党参与人参一样，不仅能强心，而且能提高脑功能，这是被现代药理实验所证明的。

（2）宣肺以宽胸

《素问·灵兰秘典论》说："肺者，相傅之官，治节出焉。""相傅之官"说明肺对"心者，君主之官"起着重要的辅助作用，故治心必须宣肺。瓜蒌、百合、乌药宣肺宽胸。

（3）疏肝以健脾

中医认为："心主血，肝藏血，脾统血。"心与此三脏有直接关系，在调治心脏时，对肝脾的功能也必须调整，这样才能保持正常的有效循环血量和血液的正常状态，选丹参、郁金，以丹参疏肝活血，素有"一味丹参饮，功同四物汤"之称。郁金为气中血药，以活络止痛。

（4）安神而止悸

心病的常见症状是心烦、心悸、失眠、多梦。方中牡蛎、五味子、麦冬等宁神、安心而止烦。

2. 调肾汤证

肾之为病，小便不利，或浮肿，或尿痛，或尿少，或腰痛，或发热，或尿化验异常者，调肾汤主之。

调肾汤

柴胡15克　黄芩15克　苏子30克　党参30克　黄芪30克　郁金15克　银花30克　车前子30克　丝瓜络15克　白茅根30克　川椒10克　大黄10克　甘草10克　大枣10枚（破）

以水 1500 毫升，煮取 500 毫升，再加水 500 毫升，煮取 200 毫升，去渣，两煎合，再煎取 500 毫升，分温三次服，日三服，空腹为宜。

按：肾病多水肿。肾为娇脏，忌辛燥。但苦寒之品，不仅伤胃，又能使水湿滞而不去。对于肾病的治疗，在开始用药治疗阶段，都不理想。后得一民间方：金银花、丝瓜络治浮肿效好，遂用其组方。即黄芪 30 克，郁金 15 克　银花 30 克，车前子 30 克，丝瓜络 15 克　白茅根 30 克。用于临床治浮肿疗效很好，又无上述之弊。依《黄帝内经》"三焦者，决渎之官，水道出焉"，故取名为决渎汤。在方中，补气选用黄芪，加用郁金气中血药，伍黄芪则补气而不壅；补肾利尿以车前子为佳，凉血利尿又以白茅根为良。

整体协调治疗。根据临证观察发现，此病患者脉多聚关，表明整体不协调，故用化裁小柴胡汤调之，名为调肾汤。此方凡水肿病人，屡用屡验，真良方也。

3. 解肌汤证

关节肿痛，或血沉快，或皮下小结，或皮肤紫斑，或心下悸短气，或为风心病者，解肌汤主之。

解肌汤

党参 30 克　黄芪 30 克　葛根 60 克　丹参 30 克　郁金 15 克　金银花 30 克　丝瓜络 15 克　车前子 30 克

以水 1000 毫升，煮取 300 毫升。去渣，分温三服，日三服，空腹为宜。

按：解肌汤即决渎汤去白茅根加葛根、党参、丹参而组成。方中葛根解肌是取《伤寒论》中第 31 条之"太阳病项背强几几，无汗恶风者，葛根汤主之"之意，"项背强几几"是机体横纹肌痉挛，本条说明葛根作用在于解肌，故取名解肌汤。党参强心补虚；丹参活血又祛瘀滞，对心瓣膜病变有较好的疗效。对改善症状非常显著，远期疗效也较佳。

4. 降压汤证

高血压病，头昏而闷，或尿异常而肿，或脑供血不足而眩，或心供血不足而痛，或眼供血不足而雾者，降压汤主之。

降压汤

柴胡 15 克　黄芩 15 克　苏子 30 克　党参 30 克　川椒 10 克　甘草 10 克　大枣 10 枚（破）黄芪 50 克　夏枯草 30 克　红花 15 克　牡蛎 30 克　石膏 60 克　草决明 15 克　白蒺藜 30 克　车前子 30 克　丹参 30 克　槐花 15 克　白芍 30 克　大黄 15 克

上药以水 2000 毫升，煮取 500 毫升，再加水 500 毫升，煮取 200 毫升，去渣，两煎相合，再煎取 500 毫升，日三服，空腹为宜。

5. 调经汤证

凡月经不调，或多，或少，或淋沥不止，或逾期不至，或头痛，或小腹痛者，调经汤主之。

调经汤

柴胡 15 克　黄芩 15 克　苏子 30 克　党参 30 克　川椒 10 克　甘草 10 克　当归 6 克　川芎 6 克　吴茱萸 12 克　白芍 6 克　桂枝 6 克　阿胶 6 克　牡丹皮 6 克　生姜 10 克　麦冬 15 克　大枣 10 枚（破）

上药以水 1500 毫升，煮取 300 毫升，去渣，纳胶烊尽，分温三服。

6. 调心安胎汤证

凡妇人胎动不安，或易流产，或脉涩不孕者，宜服调心安胎汤。

调心安胎汤

柴胡 15 克　黄芩 15 克　苏子 30 克　党参 30 克　川椒 10 克　甘草 10 克　大枣 10 枚（破）丹参 30 克　百合 30 克　乌药 10 克　郁金 10 克　瓜蒌 30 克　五味子 15 克　牡蛎 30 克　杜仲 10 克　桑寄生 10 克

上药以水 1500 毫升，煮取 500 毫升，去渣，再煎取 300 毫升，分温三服，日三服。

7. 攻坚汤证

凡肿瘤、囊肿、痈疽、瘰疬者，攻坚汤主之。

攻坚汤

王不留行 100 克　夏枯草 30 克　苏子 30 克　牡蛎 30 克

上药以水 1000 毫升，煮取 300 毫升，再加水 500 毫升，煮取 200

毫升，去渣两煎相合，再煮取 500 毫升，分温三服，日三服。

按：此方治肿瘤时，宜合用上述化裁的小柴胡汤为好。

8. 鸡甲散证

诸癥、瘕、积、聚、纳呆者，宜服鸡甲散。

鸡甲散

鸡内金　炮甲珠　制鳖甲各 120 克

上药研细末，每服 3 克，饭后日三服。

按：凡肿瘤患者用攻坚汤时，宜合用此方。

9. 医黄丸证

皮肤萎黄、消瘦，或贫血者，医黄丸主之。

医黄丸

茵陈 60 克　陈皮 60 克　神曲 120 克　硫酸亚铁 30 克　大枣 20 枚　鸡内金 60 克　茯苓 60 克

上药焙干，研为细末，炼蜜为丸，每丸 10 克，日二服，饭后服。

10. 断白汤证

妇人带下，断白汤主之。

断白汤

川断 15 克　白果 30 克　车前子 15 克

以水 1500 毫升，煮取 200 毫升，分温二服，日二服。

11. 通乳汤证

凡产后乳少者，通乳汤主之。

通乳汤

王不留行 30 克　炮甲珠 10 克　黄芪 30 克　花粉 30 克　党参 30 克

以水 500 毫升，煮取 300 毫升，去渣，分温三服，日三服。

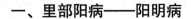

第三节　里部病辨证治论

一、里部阳病——阳明病

重点诊断部位：下腹。

阳明病的治则：下法，吐法。

阳明病的主药：大黄、芒硝。

阳明病的主方：大黄芒硝汤。

1. 大黄芒硝汤证

阳明病，胃家实，发潮热，自汗出，大便难者，大黄芒硝汤主之。

大黄芒硝汤

大黄 15 克　芒硝 10 克　厚朴 30 克　枳实 30 克　白芍 30 克

上药以水 1000 毫升，煮取 500 毫升，去渣纳大黄、芒硝，再煮取 300 毫升，温服 100 毫升，取下为度，不下再服。

按： 阳明病主证是根据《伤寒论》中的 180 条"阳明之为病，胃家实是也"；208 条"阳明病，脉迟，虽汗出不恶寒者，其身必重，短气，腹满而喘，有潮热者，此外欲解，可攻里也；手足濈然汗出者，此大便已硬也，大承气汤主之"；212 条"伤寒，若吐若下后不解，不大便五六日，上至十余日，日晡所发潮热，不恶寒，独语如见鬼状，若剧者，发则不识人，循衣摸床，惕而不安，微喘直视，脉弦者生，涩者死。微者，但发谵语者，大承气汤主之"和 215 条"阳明病谵语，有潮热，反不能食者，胃中必有燥屎五六枚也，若能食者，但硬耳，宜大承气汤下之"而选定的。在《伤寒论》中，阳明病的条文较多，不能全部列出。

整个消化系统以胃为主，故在《伤寒论》中称"胃家"。"胃家实"

作为阳明病的核心证,有两点需要弄明白,首先是张仲景说的胃是什么?《伤寒论》215条:"阳明病,谵语,有潮热,反不能食,胃中必有燥屎五六枚也……"胃中怎么会有燥屎呢?燥屎一般都在降结肠。另外,《灵枢·本输》篇说:"小肠大肠皆属胃。"这也说明胃家系指肠和胃而言。"实"是言消化道内实有其物,指痰、水、血、食,积而不去。这些可作为热源物质,引起发热。"日晡所发潮热",是内部郁结,热蒸皮肤,腠理开泄,津液外泄而自汗出,汗出伤津,更使大便干结,出现大便硬,这些是导致"胃家实"的原因。

中医讲腹诊,是顺着结肠的降、横、升不同部位而触,大肠内如有燥屎,从乙状结肠开始沿着降结肠、横结肠顺序而触,大便燥结的部位越高,腹痛则愈明显。

再就是阳明病的"自利清水,色纯青"的证候问题。《伤寒论》321条:"少阴病,自利清水,色纯青,心下痛,口干燥者,可下之,宜大承气汤。"此证在现在的医疗条件下是难以再见到的。在过去,传染病流行,患肠伤寒病后,持续高热,神志昏昏,不能饮食,口中黏腻,实热内结,即便饮水,水饮入胃,流经十二指肠和胆汁混合,此时肠道吸收功能减低,沿干结粪便间隙顺流而下,出现"热结旁流",如洗菠菜水样,故曰"自利清水,色纯青"。这种情况多在瘟疫流行,发热十余日后出现,虽便出清水,体内燥屎仍不除,故仍须用大承气汤治之。

阳明病的治疗方剂重点是选用三承气汤。腹部触之软而胀者用小承气汤;以发热为主者用调胃承气汤;腹胀、发热、大便秘结同时存在,则选用大承气汤。大承气汤的功效是小承气汤和调胃承气汤的综合。诊治阳明病时,根据不同的表现,合理应用三承气汤,会收到立竿见影的效果。

阳明病是三阳病中的最后一个阶段,热由表入里,实热达到了最高峰。在这种情况下,靠机体自身的力量是不容易痊愈的,必须通过泻法的作用,使蓄留物得以排出。

阳明病主方名为大黄芒硝汤。方中大黄性寒,味苦,苦寒可以泄热,具有较强的攻下作用。大黄既有泻下通便,又有收敛止泻的作用,泻敛同存，可使其不致大损正气。此外，大黄还有较强的抑菌作用，对于因肠道感染而引起的里部实热证，用之更妥。大黄泻下之力虽大，然对于阳明病来说，泻下不仅需要肠道收缩之力增强，而且又需要大量的液体软解燥屎，大黄之力就嫌不足，因此，用芒硝助之。芒硝含有硫酸镁、硫酸钠、硫酸钙等成分，在肠道不易被吸收，在肠中形成高渗溶液，使肠道保持大量水分，以软坚通便，助大黄泄热，故列为副主药。治阳明病以大黄、芒硝为主，方名亦因此而定。有时，肠管处于痉挛状态，虽有硝、黄而不能通下，故加入白芍，可缓解之，反而使泻下易行；枳实、厚朴健脾胃，消胀气，可防硝、黄之弊。

【病案举例】

同院有一患者，外感后十余日不愈，持续高热，下午尤甚，自汗出，脉滑，七八日不大便，腹胀满，不欲食。此为阳明病，处以该汤一剂，服药后 3 小时开始下泻，泻后 15 分钟显效，体温由 39.5℃下降至 37.7℃，至黎明而愈。

2. 大承气汤证

《金匮要略·呕吐哕下利脉证并治》篇："下利已差，至其年、月、日、时复发者，以病不尽故也，当下之，宜大承气汤。"

大承气汤

大黄 12 克　厚朴 24 克　枳实 15 克　芒硝 10 克

以水 500 毫升，先煮厚朴、枳实，取 300 毫升，纳大黄，煮取 200 毫升，去渣，纳芒硝，更上微火一二沸，分温再服，得下，余勿服。

3. 小承气汤

（1）阳明病，腹胀满，大便难者，小承气汤主之。

小承气汤

大黄 12 克　厚朴 15 克　枳实 25 克

以水 500 毫升，煮取 200 毫升，分温再服。得下，止后服，不差，更服。

（2）《伤寒论》208 条："……若腹大满不通者，可与小承气汤，微和胃气，勿令大泄下。"

（3）《伤寒论》250条："太阳病，若吐，若下，若发汗后，微烦，小便数，大便因硬者，与小承气汤，和之愈。"

4. 调胃承气汤证

（1）阳明病，潮热，自汗出，或大便硬者，调胃承气汤主之。

调胃承气汤

大黄12克　芒硝10克　炙甘草6克

上药以水300毫升，煮取100毫升，顿服，取下为度。

（2）《伤寒论》207条："阳明病，不吐不下，心烦者，可与调胃承气汤。"

（3）《伤寒论》248条："太阳病三日，发汗不解，蒸蒸发热者，属胃也，调胃承气汤主之。"

5. 十枣汤

（1）阳明证，腹水，心下痞硬满，引胁下痛，小便少，身重，脉迟或脉平者。十枣汤主之。

十枣汤

肥大枣10枚（破）　大戟　芫花　甘遂各10克

上药除大枣外，余药研为散，以水200毫升，先煮大枣取100毫升，去渣，再纳药末3克，顿服。隔日服，下利后，以粥养之，脉数涩者禁用。

（2）《伤寒论）152条："太阳中风，下利呕逆，表解者，乃可攻之。其人漐漐汗出，发作有时，头痛，心下痞硬满，引胁下痛，干呕短气，汗出不恶寒者，此表解里未和也，十枣汤主之。"

按： 十枣汤治腹水有效，但易伤正气，慎用之。

6. 麻仁丸证

阳明病，常大便硬或难排者，宜用麻仁丸。

麻仁丸

麻仁60克　白芍30克　枳实30克　大黄60克　厚朴30克　杏仁30克

上药研细末，炼蜜为丸，每丸重10克，每服2丸，以通为度。

7. 大陷胸丸证

（1）阳明病，发热，口渴不欲饮，腹满，咳逆，喘鸣迫塞，苔腻有芒刺，脉滑者，大陷胸丸主之。

大陷胸丸

大黄 30 克　葶苈子 30 克　芒硝 20 克　杏仁 20 克

上药捣碎，合研如脂和散，取 10 克，加甘遂末 1.5 克，白蜜 30 克，加水 200 毫升，煮取 100 毫升，顿服，取下为度。

（2）阳明病，癫狂初起，脉滑者，服大陷胸丸。

8. 瓜蒂散证

阳明证，癫狂，脉平或滑者，可吐之，宜服瓜蒂散。

瓜蒂散

瓜蒂 10 克（熬黄）　赤小豆 10 克

上药为细末，每服 3 克，得吐则止。

按： 此方也多凶猛，也宜慎用。

9. 大黄甘草汤证

阳明证，但口燥，大便难者，大黄甘草汤主之。

大黄甘草汤

大黄 15 克　甘草 10 克

上药以水 200 毫升，煮取 100 毫升，顿服。

10. 芒硝甘草汤证

阳明证，但大便燥结，脉平者，可服芒硝甘草汤。

芒硝甘草汤

芒硝 10 克　甘草 6 克

以水 300 毫升，煮取 100 毫升，去渣，顿服，取下为度。

二、里部阴病——太阴病

重点诊断部位：上腹。

太阴病的治则：温补法（健脾温中）。

太阴病的主药：苍术、干姜。

太阴病的主方：苍术干姜汤。

1. 苍术干姜汤证

太阴病，腹满，时腹冷痛，或吐，或利者，苍术干姜汤主之。

苍术干姜汤

苍术 30 克　干姜 10 克　茯苓 15 克　甘草 10 克

上药以水 500 毫升，煮取 200 毫升，去渣，分温再服。

按：太阴病主证是根据《伤寒论》273 条"太阴之为病，腹满而吐，食不下，日利益甚，时腹自痛，若下之，必胸下结硬"而择出。这条是太阴病的原有提纲。在里部实则阳明，虚则太阴。阳明的实热主要表现在大肠，太阴的虚证主要表现在胃与小肠。小肠的吸收功能降低，中医称之为"脾虚"，其表现是病者多自述腹满，而医者按之柔软。太阴本质属虚寒，主要是胃肠消化吸收功能降低，脾不运化，水饮滞于肠胃，故出现腹满。此证是病位和病性的代表性证候，所以选作太阴病的核心证。胃肠道水液潴留，中医称之为湿重困脾，脾失健运，使水液化之不能，留之不去，就会出现上吐与下泻。由于吐、利不一定同时并见，故在每字前加"或"字，以示说明。

太阴病是虚寒证，治疗原则当是温胃健脾。《伤寒论》中叙述太阴病者共八条，除 277 条"自利不渴者，属太阴，以其脏有寒故也，当温之，宜服四逆辈"之外，余者没有提出治疗太阴病的方剂。太阴病的主方是由《金匮要略》选来，《金匮要略·五脏风寒积聚病脉证并治》云："肾着之病，其人身体重，腰中冷，如坐水中，形如水状，反不渴，小便自利，饮食如故，病属下焦。身劳出汗，衣里冷湿，久久得之，腰以下冷痛，腰重如带五千钱，甘姜苓术汤主之。"

太阴病，中医称为"脾虚证"，在中药中苍术、白术为健脾药，在古方中，苍、白二术不分，以"术"为名。苍术生长在安徽黄山居多，白术生长在浙江一带，张仲景居住南阳，书中之术，当是苍术，而不是白术。另外，苍术在临床体会疗效较好，故在太阴病的主方中以苍术为主药，以健脾燥湿。苍术的健脾燥湿是促进小肠吸收，然水进入组织增多，需用茯苓利尿，一吸一排，共同完成燥湿利水之功。如果水分在体内只吸收不排泄，就会出现身重、水肿。太阴病之寒，用干姜温之，增加吸收能力，甘草调和诸药，四药共组成太阴病的主方，并以苍术干姜汤命之。

太阴病虽本质虚寒，呈现一系列消化吸收功能减退的现象，但是太阴病在不同的发展阶段上，以及不同的发病部位上，所表现的证候还是有差别的，所以在肯定它的共性和治疗原则的基础上，临床要根据具体病位、病证，辨证治之，以达到具体病证具体治疗的目的。

2. 旋覆代赭汤证

（1）太阴病，心下痞硬，噫气不除，或吐逆者，旋覆代赭汤主之。

旋覆代赭汤

旋覆花 10 克　党参 30 克　生姜 15 克　代赭石 30 克　炙甘草 10 克　半夏 10 克　大枣 10 枚（破）

上药以水 500 毫升，煮取 150 毫升，去渣，分温再服。

（2）《伤寒论》161 条："伤寒发汗，若吐，若下，解后，心下痞硬，噫气不除者，旋覆代赭汤主之。"

3. 吴茱萸汤证

（1）太阴病，食谷欲吐，或头痛，干呕吐涎沫，或吐利，烦躁欲死者，吴茱萸汤主之。

吴茱萸汤

吴茱萸 15 克　党参 30 克　生姜 30 克　大枣 12 枚（破）

上药以水 700 毫升，煮取 200 毫升，去渣，温服 100 毫升，日二服。

（2）《金匮要略·呕吐哕下利病脉证并治》篇："呕而胸满者，吴茱萸汤主之。"

4. 五苓散汤证

（1）太阴病，烦渴，渴欲饮水，水入则吐，小便不利或下利者，五苓散主之。

五苓散汤

猪苓 10 克　泽泻 10 克　茯苓 10 克　白术 10 克　桂枝 10 克

以水 1000 毫升，煮取 300 毫升，去渣，分温三服，得小便利即止。

（2）《伤寒论》71 条："太阳病，发汗后，大汗出，胃中干，烦躁不得眠，欲得饮水者，少少与饮之，令胃气和则愈；若脉浮，小便不利，身热消渴者，五苓散主之。"

5. 桃花汤证

（1）太阴病，下利频数，便脓血，口不渴，小便清者，桃花汤主之。

桃花汤

赤石脂 45 克　干姜 10 克　粳米 30 克

上药以水 1000 毫升，煮取 300 毫升，去渣，温服 100 毫升，日三服。

（2）《伤寒论》306 条："少阴病，下利，便脓血者，桃花汤主之。"

6. 大建中汤证

《金匮要略·腹满寒疝宿食病脉证并治》篇："心胸中大寒痛，呕不能饮食，腹中寒，上冲皮起，出见头足，上下痛而不能触近，大建中汤主之。"

大建中汤

蜀椒 20 克　干姜 12 克　人参 6 克

上药以水 1000 毫升，煮取 200 毫升，去渣，内胶饴 100 毫升，微火煮取 150 毫升，分温再服，隔 2 小时，可饮粥 200 毫升后，再服，当一日食糜粥，温复之。

7. 半夏干姜散汤证

《金匮要略·呕吐哕下利病脉证并治》篇："干呕，吐逆，吐涎沫，半夏干姜散汤主之。"

半夏干姜散汤

半夏 50 克　干姜 50 克

上药杵为散，每服 10 克，以水 150 毫升，煮取 100 毫升，顿服之。

8. 橘皮竹茹生姜汤证

太阴证，妊娠呕吐者，宜服橘皮竹茹生姜汤。

橘皮竹茹生姜汤

橘皮 10 克　竹茹 5 克　生姜 5 克

以水 500 毫升，煎取 150 毫升，每服 50 毫升，日三服，空腹服。

9. 厚朴汤证

太阴病，腹胀满，口不渴者，厚朴汤主之。

厚朴汤

厚朴 24 克　生姜 24 克　半夏 15 克　甘草 6 克　党参 30 克

以水 1000 毫升，煮取 300 毫升，去渣，温服 100 毫升，日三服。

10. 苍术甘草汤证

太阴证，但腹满或下利者，苍术甘草汤主之。

苍术甘草汤

苍术 30 克　甘草 10 克

以水 300 毫升，煮取 100 毫升，顿服之。

11. 干姜甘草汤证

太阴证，但时腹冷痛，干姜甘草汤主之。

干姜甘草汤

干姜 10 克　甘草 10 克

上药以水 300 毫升，煮取 100 毫升，去渣，顿服。

三、里部部病

大黄生姜泻心汤证

腹满而呕，心下痞硬，或腹中鸣，呕吐下利，或大便难者，大黄生姜泻心汤主之。

大黄生姜泻心汤

大黄 15 克　生姜 10 克　黄芩 15 克　黄连 10 克　干姜 10 克　甘草 10 克　党参 30 克　半夏 15 克　大枣 10 枚（破）

上药以水 1000 毫升，煮取 600 毫升，去渣，纳大黄，再煎取 300 毫升，温服 100 毫升，日三服。

四、合病

1. 大黄牡丹皮汤证

少腹肿痞，按之则痛，或发热心烦，脉滑者，此属阳明少阳合病，大黄牡丹皮汤主之。

大黄牡丹皮汤

大黄 15 克　牡丹皮 15 克　芒硝 10 克　冬瓜仁 30 克　桃仁 30 克

以水 1000 毫升，煮取 300 毫升，去渣，温服 100 毫升，日三服。

按： 此方加减治急慢性阑尾炎有良效。

2. 桃核承气汤证

（1）面色郁紫暗，尺脉长弦，或肢体扭伤，或少腹急结，其人如狂，或脱发，或脱肛者，此属阳明厥阴合病，桃核承气汤主之。

桃核承气汤

桃仁 20 克　桂枝 6 克　大黄 10 克　芒硝 6 克　炙甘草 6 克

以水 700 毫升，煮取 300 毫升，去渣，分温三服。日三服。

（2）《伤寒论》106 条："太阳病不解，热结膀胱，其人如狂，血自下，下者愈。其外不解者，尚未可攻，当先解其外，外解已，但少腹急结者，乃可攻之，宜桃核承气汤。"

五、合证

1. 抵当汤证

（1）小腹硬满，脉微而沉，喜忘，舌质紫暗，或血脉栓塞者，此属阳明厥阴合证，抵当汤主之。

抵当汤

水蛭 10 克　虻虫 5 克　大黄 10 克　桃仁 12 克

上药四味，以水 500 毫升，煮取 300 毫升，去渣，分温三服，以下为度，不下更服。

（2）《伤寒论》125 条："太阳病，身黄，脉沉结，少腹硬，小便不利者，为无血也；小便自利，其人如狂者，血证谛也，抵当汤主之。"

2. 大黄附子汤证

（1）少腹胀满，尺脉长弦，大便难者，此为阳明太阴合证，大黄附子汤主之。

大黄附子汤

大黄 10 克　附子 15 克　细辛 6 克

上药以水 500 毫升，煮取 200 毫升，分温再服，取下为度，不下，可 200 毫升，一次服。

（2）《金匮要略·腹满寒疝宿食病脉证并治》篇："胁下偏痛，发热，其脉沉紧，此寒也，以温药下之，宜大黄附子汤。"

3. 三核二香汤证

小腹满而隐痛，口不渴，小便清，尺脉弦者，此为阳明太阴合证，三核二香汤主之。

三核二香汤

川楝子 30 克　广木香 15 克　小茴香 30 克　荔枝核 30 克　橘核 30 克　大黄 10 克

上药以水 1000 毫升，煮取 300 毫升，去渣，分温再服。

4. 白桃汤证

下利便脓血，久治不愈者，此为阳明太阴合证，白桃汤主之。

白桃汤

白头翁 15 克　黄连 10 克　黄柏 15 克　秦皮 10 克　赤石脂 45 克　粳米 30 克　川椒 10 克　大黄 10 克

上药以水 1500 毫升，煮取 500 毫升，分温三服，日三服。

5. 乌梅汤证

久利不止，或便血，或便虫，或手足寒者，此为厥阴太阴少阳合证，乌梅汤主之。

乌梅汤

乌梅 30 克　细辛 6 克　干姜 10 克　黄连 15 克　当归 5 克　附子 6 克　川椒 10 克　桂枝 10 克　党参 30 克　黄柏 10 克

上药以水 1000 毫升，煮取 500 毫升，去渣，分温三服，日三服。

6. 杀虫汤证

吐虫，或腹痛者，此为太阴阳明合证，杀虫汤主之。

杀虫汤

乌梅 30 克　槟榔 10 克　花椒 10 克

上药以水 300 毫升，煮取 100 毫升，去渣，顿服。

7. 桂枝人参汤证

腹满，利下不止，心下痞硬，肢节痹痛者，此为太阴厥阴合证，桂枝人参汤主之。

桂枝人参汤

桂枝 12 克　炙甘草 12 克　白术 10 克　干姜 10 克　人参 10 克

上药以水 900 毫升，煮取 300 毫升，去渣，温服 100 毫升，昼二夜一服。

8. 干姜黄芩黄连人参汤证

吐逆烦热者，此为太阴少阳合证，干姜黄芩黄连人参汤主之。

干姜黄芩黄连人参汤

干姜　黄芩　黄连　人参各 10 克

以水 600 毫升，煮取 200 毫升，分温再服。

9. 小建中汤证

（1）心中悸而烦，或阳脉涩，阴脉弦，腹中急痛者，此属太阴少阴合证，小建中汤主之。

小建中汤

桂枝 10 克　白芍 20 克　生姜 10 克　大枣 6 枚（破）　甘草 10 克
饴糖 30 克

上药以水 700 毫升，煮取 300 毫升，去渣，纳饴糖，微火消解，温服 100 毫升，日三服。无饴糖，可以红糖代之。

（2）《伤寒论》100 条："伤寒，阳脉涩，阴脉弦，法当腹中急痛，先与小建中汤，不差者，小柴胡汤主之。"

（3）《伤寒论》102 条："伤寒二三日，心中悸而烦者，小建中汤主之。"

10. 当归生姜羊肉汤证

《金匮要略·妇人产后病脉证并治》篇："产后腹中绞痛者，当归生姜羊肉汤主之，兼疗腹中寒疝，虚劳不足。"

当归生姜羊肉汤

当归 30 克　生姜 45 克　羊肉 200 克（切）

上药以水 800 毫升，煮取 300 毫升，温服 100 毫升，日三服。

按： 此为太阴厥阴合证。

11. 黄连汤证

《伤寒论》173 条："伤寒，胸中有热，胃中有邪气，腹中痛，欲呕吐者，黄连汤主之。"

黄连汤

黄连 10 克　甘草 10 克　干姜 10 克　桂枝 10 克　党参 15 克　半夏 15 克　大枣 4 枚（破）

上药以水 1000 毫升，煮取 300 毫升，日三服，每服 100 毫升。

按： 此为太阴少阳合证。

12. 通脉四逆汤证

（1）下利清谷，脉微欲绝，手足逆冷者，此为厥阴太阴合证，通脉四逆汤主之。

通脉四逆汤

炙甘草 20 克　附子 30 克　干姜 30 克

上药以水 300 毫升，煮取 120 毫升，去渣，分温再服，其脉即出者愈。

（2）《伤寒论》317 条："少阴病，下利清谷，里寒外热，手足厥冷，脉微欲绝，身反不恶寒，其人面色赤，或腹痛，或干呕，或咽痛，或利止，脉不出者，通脉四逆汤主之。"

（3）《伤寒论》370 条："下利清谷，里寒外热，汗出而厥者，通脉四逆汤主之。"

六、兼证

1. 桂枝加大黄汤证

（1）腹满而痛，按之痛剧，大便难者，桂枝加大黄汤主之。

桂枝加大黄汤

桂枝 10 克　白芍 10 克　炙甘草 10 克　生姜 10 克　大枣 4 枚（破）　大黄 10 克

以水 500 毫升，煮取 200 毫升，顿服。

（2）《伤寒论》279 条："本太阳病，医反下之。因尔腹满时痛者，属太阴也，桂枝加芍药汤主之；大实痛者，桂枝加大黄汤主之。"

2. 白通加猪胆汁汤证

（1）下利不止，厥逆无脉，其人面少赤，身有微热，干呕而烦者，白通加猪胆汁汤主之。

白通加猪胆汁汤

葱白 60 克　干姜 10 克　附子 15 克　人尿 50 毫升　猪胆汁 20 毫升

上药以水 300 毫升，煮取 100 毫升，去渣纳猪胆汁与人尿摇匀，分温再服。

（2）《伤寒论》315 条："少阴病，下利脉微者，与白通汤；利不止，厥逆无脉。干呕烦者，白通加猪胆汁主之。"

3. 四逆加人参汤证

《伤寒论》384 条："恶寒脉微而复利，利止亡血也，四逆加人参汤主之。"

四逆加人参汤

炙甘草 6 克　附子 15 克　干姜 5 克　人参 3 克

以水 300 毫升，煮取 150 毫升，分温再服。

七、里部局部病证

1. 调胃汤证

脉聚关，胃脘满或痛者，调胃汤主之。

调胃汤

柴胡 15 克　黄芩 15 克　苏子 30 克　党参 30 克　川椒 10 克　甘草 10 克　大枣 10 枚（破）　陈皮 30 克　白芍 30 克　大黄 10 克

上药以水 1500 毫升，煮取 300 毫升，再加水 500 毫升，煮取 200 毫升，去渣，两煎相合，再煎取 300 毫升，温服 100 毫升，日三服，空腹服。

按： 调胃汤的应用指征是聚关脉，其关脉变宽、变大，其宽度超过寸尺之和，形如豆状，寸尺脉长度不变。根据聚关脉的程度，可以基本推断出患病的程度与年限。大凡聚关脉的出现，特别是关脉膨大如杏仁者，患者心中多因一件不快之事，多年积郁而出现心烦、叹息、易怒、胃脘胀满等相应的证候。调胃汤的组方，也可谓大柴胡汤加党参、甘草等而成。乃是根据《伤寒论》103 条："太阳病，过经十余日，反二三下之，后四五日，柴胡证仍在者，先与小柴胡汤；呕不止，心下急，郁郁微烦者，为未解也，与大柴胡汤下之则愈。"大柴胡汤由柴胡、黄芩、芍药、半夏、生姜、枳实、大枣七味组成，是一个和解阴阳，兼清阳明里热的双解方剂。治伤寒发热，汗出不解，心下痞硬，呕而下利的方剂。方中生姜、半夏和胃止呕；黄芩、芍药清邪热而止利；枳实消痞，大枣健脾行气，枳实、芍药是一对药，合用效果好，芍药配伍枳实，作用就移至心下，可治心下满痛。用大黄清内，有推陈致新的功用，然后以轻量柴胡策外，诸证可解。

【病案举例】

1983 年，门诊遇一范姓老者求医，年已 70 岁，其脉聚关如杏仁大，试问其有何不快之事，起初矢口否认，尔后长叹一声，声泪俱下，道出独子 26 岁，于 3 年前车祸身亡，老来丧子，孤苦无依，耿耿于怀，悬念心中，而不愿与人言。处以调胃汤，服用 60 剂。证消而脉仍那样膨大，坚持服用 130 剂，方才消退。其终以说明：调胃汤确能解决聚关脉。聚关脉是吾几十年临床摸索出来的经验。

2. 调肠汤证

脉弦，腹胀满，或痛，或下利，或大便失常者，调肠汤主之。

调肠汤

川楝子 30 克　小茴香 15 克　大黄 15 克　陈皮 30 克　白芍 30 克　柴胡 15 克　黄芩 15 克　党参 30 克　苏子 30 克　川椒 10 克　甘草 10 克　大枣 10 枚（破）

煎服法：上药十二味，加水 1000 毫升，煮取 300 毫升，倒出药汁，再加水 500 毫升，煮取 200 毫升，两次药汁相合，煮沸，分温三服，以空腹服为宜。

调肠汤的应用指征，在脉象为长弦脉。大凡见此脉象，病人多有腹胀，慢性消化不良的证候，在《金匮要略》书中此为腹满寒疝。本病的起因据长期观察：一是曾患过痢疾或肠炎，未经彻底治愈；二是平素嗜食生冷，致使大量寒湿性黏液积于肠内，称之为"痰饮证"。时常腹中鸣，辘辘有声；黏液贮留，显于皮肤则萎黄，晦暗无光泽，颜面则出现色素沉着。

调肠汤组方是在调胃汤的基础上合三核二香汤之意组成。取川楝子、小茴香、川军组成。运用川楝子、小茴香，寒热并举，疏肝理脾，温中散寒；大黄用以荡涤肠胃寒湿。由于肠道慢性炎症日久，其分泌黏液亦多积聚结肠，覆盖于肠黏膜上，影响吸收功能，胃肠吸收功能低下，则出现食欲减退，身体消瘦，精神倦怠，腹泻时作等症状。此方治排结合，推陈生新，腹泻随之渐少，全身状况亦随之改善，精神畅快，机体也日渐强壮。此方常用于施治整个消化系统的疾病，疗效较好。

【病案举例】

患者余某，女性，49 岁，于 1960 年始有全身乏力，腹部胀满，时痛，常托枕而卧，经多方治疗，病仍日趋加重，被迫退职，在家养息。1976 年 7 月 5 日，腹痛突然发作，状如刀绞，大汗淋漓，而后住院，难以确诊，复转院，经多种检查，除发现左下腹有一鸡蛋大小包块，边界不清，触之则痛外，别无异常发现，在外调治月余，仍无著效，来此就诊，见其脉长弦，右上腹有压痛，处以调肠汤。服1剂药后，微觉痛减而舒适，服至8剂，始有黏液裹干结大便而下，挑之黏液如丝，日便三四次，40剂后，黏液除尽，左下腹包块也消失，告愈。

3. 调肝汤证

肝之为病，或肝区疼痛，或纳呆，或身黄，或肝脾肿大或肝功能异常者，调肝汤主之。

调肝汤

柴胡15克　黄芩15克　苏子30克　党参30克　川椒10克　甘草10克　大枣10枚（破）　茵陈60克　丹参30克　郁金15克　大黄10克　车前子30克　陈皮30克　栀子10克　白芍30克

上药加水1500毫升，煮取300毫升，再加水500毫升，煮取200毫升，去渣，两煎相合，再煎取300毫升，温服100毫升，日三服，空腹服。

按：治疗肝病，必须注意五个方面：协调整体、清热利湿、调理脾胃、活血化瘀、通利二便。五项原则，缺一不可。调肝汤的组成是以调胃汤作基础，加用茵陈蒿汤，复加丹参、郁金、车前子组成。经过多年实践证明了此方的有效性。组方原则如下：

（1）协调整体

这是根据长期观察，肝脏病者，多见聚关脉，伴有长期的精神抑郁，使机体的抵抗力下降，才使肝炎病毒得以侵袭。外因是变化的条件，内因是变化的根据，外因通过内因而起作用。因此，必须选用小柴胡汤，协调整体，使正气得以恢复。这是治疗肝病的先决条件。

（2）清热利湿

茵陈是治疗肝病的常用药，具有清热利湿、增强胆汁排泄、消除黄疸之功，有病可治，无病可防，这是多年应用的经验。

【病案举例】

我院患者高某，患"急性黄疸性肝炎"，肝脏肿大平脐，时值三月，令其到野外采集鲜茵陈，单用一味，每服120克，服用14天，肝回缩至正常位置，黄疸完全消失。再用调肝汤善其后而愈。另外，茵陈可做菜食用，久服无副作用，可称治肝病之良药。在调肝汤中，一般茵陈可用60克，有黄疸者，可用至120克，药力强弱来源于量，没有一定剂量作保证，除顽疾就会力不从心。

（3）活血化瘀

血液在肝内瘀积，出现肝肿大，用什么药物可以使肝脏瘀血得以消散，肝肿大回缩呢？经过长期实践的探索，丹参活血化瘀之效为优。同时方中配以郁金，血中气药，具有行气解郁、活血祛瘀的功能外，并有促进胆汁分泌，促进胆囊收缩，而具有利胆的作用。据报道，大量应用郁金，还能增加血浆蛋白，纠正蛋白倒置。所以说郁金、丹参二药的合用，是治肝病不可多得的良药。

【病案举例】

吾医友，其女刘某，患肝炎久治不愈，其父虽是中医，但对其父不信，此时刘某致函于吾，欲治女病，其女持信见吾。见其脉聚关，肝大胁下三指，告其先用七剂药。当时方中用丹参120克，三剂药肝回缩一指，七剂药后，肝回缩两指。此女方心悦诚服，遵方服药，至愈。

（4）调理脾胃

此方中含有调胃汤，意在调理脾胃，方中选用枳实芍药散，疏通胆汁排泄的道路，又有利胆的作用，通过对肠胃的调理，为肝病的治疗提供了条件。"见肝之病，当先实脾"也是一种经验总结。

（5）通利二便

治病必须给予祛邪的出路，故调肝汤中用车前子补肾利尿，以使血中有害成分从尿中排出而净化血液；用大黄荡涤肠胃，清除肠道内的有害分解物，以减轻肝脏解毒的负担，从而保护肝脏。此二便通利，达推陈以布新之功。

经过临床运用，其疗程估计是：急性肝炎需20～30剂；慢性肝炎需60～120剂；肝硬化需180剂。有腹水时加用银花、丝瓜络、王不留行三药以利水攻坚，同时，服鸡甲散以加强软坚化瘀。另外，值得注意的是肝硬化腹水，不能早放腹水，否则，腹水就不易治愈。如果一旦放腹水，使体液丧失，蛋白减少，加之肝脏合成蛋白的功能降低，必然导致抵抗力进一步下降，水肿加重，难以再愈。

4. 理消汤证

糖尿病，血糖升高，或尿糖阳性，或多饮、多食、多尿，消瘦，或有并发症者，理消汤主之。

理消汤

柴胡 15 克　黄芩 15 克　苏子 30 克　党参 30 克　川椒 10 克　甘草 10 克　大枣 10 枚（破）熟地黄 30 克　茵陈 30 克　丹参 30 克　郁金 15 克　车前子 30 克　黄芪 120 克　花粉 15 克　石膏 60 克　五味子 15 克　猪胰脏半个

上药以水 2000 毫升，煮取 500 毫升，再加水 500 毫升，煮取 200 毫升，去渣，两煎相合，煮取 500 毫升，分温三服，日三服，空腹服。

按：糖尿病的治疗要结合饮食控制，合理营养，食量并非越少越好。山西三部六病中医研究所开发的国家新药"芪味糖平"，含 27 味中药，优于此方，对 2 型糖尿病疗效好，宜首选此药。2 型糖尿病患者的治疗应以中药为主，西药为辅，使病人的身体状况得到明显改善，早期多可临床治愈。

5. 排石汤证

结石为病，痛则难忍，或发热，或身黄，或尿血者，排石汤主之。

排石汤

柴胡 15 克　黄芩 15 克　苏子 30 克　党参 30 克　川椒 10 克　甘草 10 克　大枣 10 枚（破）金银花 30 克　车前子 30 克　丝瓜络 15 克　白芍 30 克　郁金 15 克　鸡内金 10 克　王不留行 30 克　芒硝 10 克　滑石 30 克　陈皮 30 克　海金沙 15 克　金钱草 120 克

上药以水 1500 毫升，煮取 500 毫升，再加水 500 毫升，煮取 200 毫升，去渣，两煎相合，再煮取 500 毫升，分温三服，日三服，空腹服。

按：此方对胆囊小型结石和尿路结石疗效好，大的胆结石效果差。

6. 利肠汤证

大便难，常苦不下，他药无效者，利肠汤主之。

利肠汤

威灵仙 10 克　芦荟 5 克　甘草 30 克　白芍 30 克

上药以水 500 毫升，煮取 200 毫升，去渣，分温再服。

7. 调胃扫虫汤证

心下钻痛，时作时休，吐蛔者，调胃扫虫汤主之。

调胃扫虫汤

柴胡 15 克　黄芩 15 克　苏子 30 克　党参 30 克　花椒 10 克　甘草 10 克　大枣 10 枚（破）　大黄 10 克　槟榔 10 克　使君子 10 克　陈皮 30 克　白芍 30 克　乌梅 30 克　榧子 30 克

上药以水 1500 毫升，煮取 500 毫升，再加水 500 毫升，煮取 200 毫升，去渣，两煎相合，煮取 300 毫升，日三服，空腹服。

第四节　整体病辨治

一、整体阳证——清热饮证

1. 发热恶寒，或往来寒热，或但热不恶寒，或大便难者，清热饮主之。

2. 凡病发热而诸药无效者，清热饮主之。

清热饮

葛根 30 克　麻黄 10 克　柴胡 15 克　黄芩 30 克　大黄 10 克　石膏 30 克　青蒿 30 克　甘草 10 克

以水 500 毫升，煮取 300 毫升，分温再服，不差，可日服两剂，每四小时服药一次。

二、整体阴证——急救汤证

脉微欲绝或无脉，下利清谷，手足逆冷，休克者，急救汤主之。

急救汤

人参 10 克　附子 10 克　干姜 10 克　甘草 5 克　麦冬 10 克　五味子 10 克　当归 15 克

以水 300 毫升，煮取 100 毫升，分温再服，日二服；不差，可每四小时进一服。

三、整体体证——小柴胡汤证

《伤寒论》148 条："伤寒五六日，头汗出，微恶寒，手足冷，心下满，口不欲食，大便硬，脉细者，此为阳微结，必有表，复有里也；脉沉，亦在里也；汗出，为阳微。假令纯阴结，不得复有外证，悉入在里，此为半在里半在外也；脉虽沉紧，不得为少阴病。所以然者，阴不得有汗，今头汗出，故知非少阴也，可与小柴胡汤。"

小柴胡汤

柴胡 24 克　黄芩 10 克　人参 10 克　半夏 15 克　生姜 10 克　甘草 10 克　大枣 12 枚（破）

煎服法：上七味，以水 1000 毫升，煮取 500 毫升，去渣，再煎取 300 毫升，温服 100 毫升，日三服。

按： 从 148 条可以看出：头汗出，证属少阳；微恶寒，证属太阳；心下满，不欲食，证属太阴；大便硬，证属阳明；手足冷，证属厥阴；脉细，证属少阴。病证分于三部，遍及六病。难以在某局部确定病位病性。其病体是以整体的不协调为其主要表现的。当临床治疗中遇到区分病位病性的一系列难题时，应用小柴胡汤多可取效，其中微妙的机理变化有待探讨。

根据多年临床实践得出结论，体证是整体的不协调表现，主要是大脑皮层的功能紊乱，导致自主神经系统的功能改变，使机体各组织器官不能各司其职所致，单纯采取攻补温清的方法，都不能达到治疗目的，必须选用整体的协调疗法，使整体趋于一个平衡稳定的状态。我采取的协调疗法，能促进机体恢复正常的功能。

体证的选方，先后试用过越鞠丸、逍遥散、小柴胡汤等，通过实践，前后对比，还是《伤寒论》的小柴胡汤为佳。

第五节　六病的转化

六病的转化，也可称六病的传变。六病的转化是绝对的、经常的，是六病发展的必然过程。六病转化是有条件的，大致有以下三方面因素，即机体的自我调控能力；致病因子的强度和频率；治疗措施的正误。

如果机体自我调控能力好，致病因子的强度和频率都没有超出机体的耐受性，且治疗措施得当，那么，疾病将向康复方面转化，否则向恶化方面转化。在六病范围内，六病的转化是经常发生的，现以《伤寒论》为例，说说转化的情况。

一、由阳向阴转化

279条："本太阳病，医反下之，因尔腹满时痛者，属太阴也，桂枝加芍药汤主之；大实痛者，桂枝加大黄汤主之。"

82条："太阳病发汗，汗出不解，其人仍发热，心下悸，头眩，身瞤动，振振欲擗地者，真武汤主之。"

279条为太阳病因误下而造成里部功能低下，转化为太阴病；82条虽然治则不错，但是汗出不解，说明了汗法用法不当，且增加了"心下悸，头眩，身瞤动，振振欲擗地者"的真武汤证，演化为少阴病。

二、由阴向阳转化

187条："伤寒脉浮而缓，手足自温者，是为系在太阴。太阴者，身当发黄，若小便自利者，不能发黄。至七八日，大便硬者，为阳明病也。"

303条："少阴病，得之二三日以上，心中烦，不得卧，黄连阿胶汤主之。"

这里的两种情况，均未叙出其转化的条件，一个由太阴病转化为阳明病，一个由少阴病转化为少阳病。

三、由一阳转他阳

48条："二阳并病，太阳初得病时，发其汗，汗先出不彻，因转属阳明。"

220条："二阳并病，太阳证罢，但发潮热，手足漐漐汗出，大便难而谵语者，下之则愈，宜大承气汤。"

这两条均叙述了由太阳病转化为阳明病的临床过程。

四、由一阴转他阴

296条："少阴病，吐利，躁烦，四逆者，死。"

298条："少阴病，四逆，恶寒而身蜷，脉不至，不烦而躁者，死。"

这两例均为少阴病转化为厥阴病的例证。

五、复合转化

六病之间的相互转化，有单一的表现形式，也有复合的形式，一部一病在一定条件下，可以转化为多部多病。例如，《伤寒论》357条："伤寒六七日，大下后，寸脉沉而迟，手足厥逆，下部脉不至，咽喉不利，唾脓血，泄利不止者，为难治。麻黄升麻汤主之。"这里"大下"成为转化的条件，使一个表部的太阳病转化为"手足厥逆，下部脉不至"厥阴证与"咽喉不利，唾脓血"少阳证及"泄利不止"太阴证的复合证，形成一个危险证。

转化是一个必然的过程，我们临床医生对疾病正是利用了转化的这种可行性，而达到治疗的目的。一切好的、恰当的治疗方法，都可以使疾病通过转化达到好转、康复的目的。在《伤寒论》中，叙述转化的例证很多，在每个临床工作者的实践中遇到的例证也很多，只是有的人认识到了这一点，有的人还未认识到这一点，这种辨证观点是每个医务工作者必须具备的。

任何疾病的转化都是绝对的，但也有相对的阶段性。即在某一时间内，疾病不发生明显的变化，特别是不发生质的变化，表现出了相对的稳定性，这就为人们认识它的特征，摸清它的规律提供了可靠的保证。六病也正是因为疾病有了阶段性，才能区分开来而进行辨证与论治的。现仍以《伤寒论》为例，说说六病的阶段性。

4条："伤寒一日，太阳受之，脉若静者，为不传。"

5条："伤寒二三日，阳明少阳证不见者，为不传也。"

149条："伤寒五六日，呕而发热者，柴胡汤证具。而以他药下之，柴胡证仍在者，复与柴胡汤。"

"定证、定方、定疗程"是我长期治疗慢性病的基本方针，也正是依据了六病阶段性而采取"证不变，方也不变"的治疗方法。

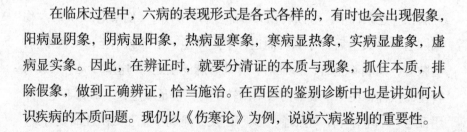

第六节　六病的鉴别

在临床过程中，六病的表现形式是各式各样的，有时也会出现假象，阳病显阴象，阴病显阳象，热病显寒象，寒病显热象，实病显虚象，虚病显实象。因此，在辨证时，就要分清证的本质与现象，抓住本质，排除假象，做到正确辨证，恰当施治。在西医的鉴别诊断中也是讲如何认识疾病的本质问题。现仍以《伤寒论》为例，说说六病鉴别的重要性。

一、真阳假阴证

350条："伤寒，脉滑而厥者，里有热，白虎汤主之。"

这是一个少阳病证，阳极显阴象，出现了手足逆冷的厥阴病的病象。但是，仲景根据其"脉滑"证，断为"里有热"，因此用重寒之剂白虎汤以除其热。如果为一个真厥阴病，"厥"的同时，必然为"脉微欲绝或无脉"，就不会出现阳盛的滑脉。

355条："病人手足厥冷，脉乍紧者，邪结在胸中，心下满而烦，饥不能食者，病在胸中，当须吐之，宜瓜蒂散。"

这是一个里部阳明病的瓜蒂散证，是一个里实证，虽然病人有手足厥冷，貌似厥阴证，但脉为一个正常脉而时有紧象出现。真正厥阴病之脉，是四末微循环障碍的表现，必然是"厥冷无脉"或"脉微欲绝"；又结合"心下满而烦，饥不能食者，病在胸中"即肯定了病位；又指出了治疗方法——"宜瓜蒂散"，说明瓜蒂散较好，而其他催吐之法也可以用，所以用"宜"字，而不用"主之"。

二、真阴假阳证

317条："少阴病，下利清谷，里寒外热，手足厥冷，脉微欲绝，身反不恶寒，其人面色赤，或腹痛，或干呕，或咽痛，或利止脉不出者，通脉四逆汤主之。"

这是一个三阴合证的通脉四逆汤证，但是出现了"身反不恶寒，其人面色赤"的阳盛表现，但从"下利清谷""手足厥冷""脉微欲绝"，辨出其阴证本质，若被其假象所迷惑，按阳证治，则危在顷刻。

352条："大汗出，热不去，内拘急，四肢疼又下利厥逆而恶寒者，四逆汤主之。"

这条更像阳证，"大汗出"而仍"热不去"。但是，依据"又下利厥逆而恶寒"的阴证，得出本证为一个阴极似阳的证。因此，用了大热之剂四逆汤回阳。

三、阴阳难辨证

《伤寒论》中，在对阴阳难辨证时，常采用稳妥的试探之法，以治求出真正的证。如：

214 条："阳明病，谵语，发潮热，脉滑而疾者，小承气汤主之。因与承气汤一升，腹中转（矢）气者，更服一升。若不转（矢）气者，勿更与之；明日又不大便，脉反微涩者，里虚也，为难治，不可更与承气汤也。"

本条很像一个阳明病的大承气汤证，但从"脉滑而疾"的"疾"中，预示了正气已衰。因此，不用大承气汤，恐其凶猛，伤人太重，故采用了小承气汤较缓的下法试探之。服后原证即露出了真相，脉由"滑而疾"变成了"涩"，这是少阴病的脉象，因此，断为"难治"而"不可更与承气汤"。

另外，在患者危重情况下，从三个方面可决人之生死。

（1）脑死：如果病人瞳孔散大，为脑死之预兆，病人不久即死。

（2）心死：趺阳脉绝者是心死的先兆，若遇此脉绝时，病显得似乎不重或病有好转，这是"回光返照"，如不注意积极抢救，很快会出现死亡。

（3）肺死：指患者呼吸短促，呈潮式呼吸或不规则呼吸，均为呼吸衰竭的表现，也为危险之候。

通过上述六病的鉴别，可以使医生分清病的真伪和病情的轻重，以便做出恰当的选择而进行治疗。

第七节　三部六病医案

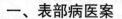

一、表部病医案

（一）太阳病

杨某，男，52岁，干部。

1972 年 7 月中旬，偶染感冒，遂寒热头痛，项强体痛，鼻塞清涕，微咳少痰。屡经治疗，寒热不除，头疼反增，延至8月9日始求余诊。视其苔薄白，舌尖红，脉浮。病虽二十余日并未他变，仍为太阳病，遂与葛根麻黄汤：

葛根30克　麻黄10克　杏仁15克　生石膏30克　甘草10克。

煎两次合并，分温三服。睡前服药，药后约半小时后得微汗，一夜安睡。翌晨，寒热止，体痛除，头痛锐减，继进一帖，遂健如初。

温某，男，48岁，农民。

1973年9月20日，因事夜间外出，时虽中秋，深夜已凉，着衣单薄，次日遂发热恶寒，咳嗽无汗，头痛体痛。诊其脉浮而数，舌苔薄白，舌尖红亦。诊为太阳病，与葛根麻黄汤一帖，依法煎服。服后约一刻钟，觉周身发热，继而汗出，约2小时后，汗止热除。一夜安睡，病即霍然。

杜童，男，13岁，学生。

1971年秋，忽作头项强痛，微有寒热，历2小时许而渐减。自此，或一二日，或二三日则一作，时轻时重，重时则辍学，曾诊为"神经性头痛"，未断治疗而一年不除。至1972年8月23日就诊时，其发热为38℃，洒淅恶寒，脉浮而数，苔薄微黄，舌红少津。此邪热久居，致阴津伤损，证仍为太阳，方用葛根麻黄汤。葛根辛凉解表，且有生津之效。一剂寒热除，头痛减，两剂病愈。

马某，男，45岁，工人。

自诉于1971年冬因落枕，遂颈项强痛，头部不能扭转，痛引右臂不能上举，卧则转侧困难，疼痛难忍，病已年余，虽经治疗，未见少效。今诊其脉平，视其舌尖红赤。舌尖红赤乃为热象，虽无寒热，但有头项强痛之核心证在，故当以太阳病论治。投以葛根麻黄汤。一剂痛减，九剂痊愈。

按：第二例为太阳病初起，故一剂可愈。第一例病虽二十余日，但始终为太阳病而未他变，投以辛凉解表亦应手而愈。于此亦可知太阳病失治虽久，但病未变，亦无七日愈、十三日愈之规律。第三例并非外感病，但其表现为一派太阳病证候，依太阳病论治，应药而愈，是故辨证施治又不可为某些病名所困。第四例亦非外感，仅依核心证论治亦愈，故每病之核心证即为此类病设，但此病必须为阳性病而后可，若属阴寒，则又当以合病论治。

（二）厥阴病

赵某，女，42岁，家属。

1970年，其为山西人，随丈夫住黑龙江，每至冬季则见双手发冷，未在意。1974年返晋南后，其冷渐趋严重，遇冷则双手厥冷更甚，并现青紫，伴疼痛，得暖后青紫渐消，曾诊为"雷诺病"。1975年初冬就诊时，气温尚暖，而棉手套已不敢少离。诊其脉沉细，舌质略淡。此为血不荣末，阳不外达，是为阴寒表证，证属厥阴。拟与当归桂枝汤：

当归15克　桂枝10克　细辛6克　通草6克　甘草10克　赤芍10克　大枣10枚。

两煎合并，作一日分温三服。药10剂已有明显好转，共服60帖康复如常。第二年冬亦未再发。

李某，男，32岁，文艺工作者。

1964年冬，李某参加该团在长春拍摄电影，因彼地气候冷，遂觉两足发冷而疼，左侧尤甚。当即就诊，诊为"血栓闭塞性脉管炎"，屡经治疗，冷痛日趋严重。1965年春来诊时，左脚青紫，趾部尤甚，触之冷，踇趾溃烂，趾端腐肉已脱，白骨外露。疼痛难忍，入夜更甚，步履艰楚。诊趺阳脉右弱，左不可及。寸口脉弦而细，舌质淡红。此脉道瘀塞，血不下荣，筋肉失养，其为阴疽，当属厥阴。其肿赤腐烂，又参之以火毒。遂以当归桂枝汤温通行瘀以去其厥，复其脉为主，又合四妙勇安汤，清热解毒为辅，更加红花、鸡血藤，温经活血为佐，牛膝引血下行为使，取名为理心复脉汤。方用：

当归30克　桂枝15克　赤芍15克　通草6克　川椒6克　甘草10克　大枣10枚　银花30克　玄参30克　鸡血藤30克　红花15克牛膝10克。

水煎，两煎合并，一日分温三服。并收入院。因左踇趾肌肉尽脱，拟将无肉趾骨切去，某外科主任诊后曰："不必切除，数日即可自行脱落。"谁知服药 10 帖新肉复生，都喜出望外。不意数日后复溃烂如前状，百思不得其因。越日，患者告知药中缺当归。遂问药房。因市内当归暂缺，未能购入。当归通经活血为方中主药，既效而复溃，即其因也。于是，托人购得五斤，始得服以全方。未及 10 日，趾肌重生。至四十余剂，足冷已除大半，足跌之青紫消退，趾端疮口小如黄豆大，至120 帖始得愈合，足冷消退，续服 30 帖以作善后，欣喜而归。

按：此二证虽外受寒邪，然与感邪之全身病变不同。病只限于四末，故列入表证，其性为寒，则属厥阴。病虽非急性外感病，依法治之，病即愈。更知仲景辨证论治之大法不独适用于伤寒，同样适用于杂病，更明仲景原书称《伤寒杂病论》的意义了。

贾某，男，19 岁，学生。

素禀不足，乏软无力。1976 年 5 月，偶因夜出感寒，次日即发热畏冷，汗出，头痛，舌质淡红，口中和，小便清，脉浮大无力，证属桂枝。方用：

桂枝 9 克　白芍 9 克　甘草 6 克　生姜 9 克　大枣 4 枚。

一切如桂枝汤将息法，一帖而诸证消。

按：此证虽为外感之证，属表虚，阴也，列入厥阴。《伤寒论》云："太阳病，头痛发热，汗出恶风，桂枝汤主之。"此虽曰太阳病，但其本质为阴寒之表虚证，故此处划入厥阴病。

（三）合病合证

邢某，男，37 岁，医生。

1975 年初夏患外感，初则洒淅恶寒，背部尤甚。自用银翘丸无少效。至次日，恶寒未罢而身已外热，兼咽痛汗出，身痛不休，舌尖红赤，脉浮而弱，此邪热客表，正气不胜，欲将内传，故用小柴胡汤合葛根麻黄汤祛邪外达，加山豆根、桔梗以解热毒、利咽喉，方用：

柴胡 30 克　黄芩 15 克　半夏 15 克　党参 20 克　葛根 30 克　麻黄 10 克　杏仁 15 克　生石膏 30 克　甘草 10 克　桔梗 10 克　山豆根

30克　川椒3克　大枣10枚。

药后大汗淋漓，衣被尽湿，仍发热不休，恶寒不止。悟仲师"太阳病发汗遂漏不止，其人恶风……桂枝加附子汤主之"之训，原方去川椒加附子5克，服后果汗止热退而安。

按：证虽初起，以其虽身热而犹恶寒，背部尤著，脉见浮弱，舌赤咽痛，一派客热之象而已见少阳之证。授小柴胡扶正而祛邪尚属有识，奈选药不善，尚有大汗之变，若能早投附子，防患未然，必无如是之周折。

（四）兼证

王某，男，28岁，农民。

1977年初春感冒，发热恶寒，咽痛，周身不适，医用辛凉解表，治疗十余日，咽痛止，寒热不除，身痛不休，远来求诊。晨起较轻，午后则甚，寒栗而发热，脉反沉，舌质红赤，虽经半月而证未去，此太阳病兼少阴证也。与葛根麻黄汤加附子。方用：

葛根60克　麻黄10克　杏仁15克　生石膏30克　甘草10克
附子5克。

2剂寒热止，身痛减，4剂痊愈。

按：身发热而脉反沉，仿仲师麻黄附子细辛汤，于辛凉解表剂中加入附子，果得速效。以表之寒热虽异，内之阳虚则一也。

（五）局部病

1.面神经麻痹

张某，男，32岁，工人。

曾患脏躁，烦躁少寐，喜悲善泣，经余治愈。1976年7月，祖臂露卧，忽作口眼㖞斜，语涩流涎，咀嚼不利，左侧闭目露睛，不可撮口鼓颔，发病两日，急来求诊。诊得脉弦而关盛，舌斜而尖红，投小柴胡合葛根麻黄汤。方用：

柴胡15克　黄芩15克　苏子30克　党参30克　葛根120克　麻

黄 10 克　杏仁 15 克　生石膏 30 克　川椒 10 克　甘草 10 克　大枣 10 枚。

服 3 剂而目已可合，10 帖痊愈。

2. 脑出血

王某，男，56 岁，干部。

高血压十余年，1974 年 5 月 10 日，突发呕吐而仆倒，旋即昏不知人，唯鼾声颤颤。急至某医院救治，诊为高血压、脑出血，抢救治疗十余日方苏。然右侧瘫痪不能少动，虽半坐亦必他人扶持。肌肤不仁，语言涩难，口眼㖞斜，涎唾时出。辗转治疗三月余，获效甚微。至九月始来我所门诊。症状一如前述，脉弦大且鱼际脉盛，舌质暗而尖红。血压 160/110mmHg。拟调神汤合补阳还五汤。药 30 帖可扶床挪步，语声较清。60 帖后，策杖缓行，语言较畅。80 帖后，行动自如，已不必扶杖，血压恢复至正常。继服 30 帖停药，半年后基本恢复，并上班工作。

按：二证虽皆口眼㖞斜，语言涩难，而病本各异。张案初无眩仆昏厥，亦无肢体偏废，乃露卧感风，邪由外得，祛风于外则证必已，故投葛根麻黄汤。葛根善祛项背之风邪而除其几几，今则用其大剂以祛颜面之风而治其㖞斜。脉聚关为气滞于内，乃招受风邪之内由，故入小柴胡汤和之以绝其内应，分途施治，是以病得速。王案危险期已过，后遗症不已，气虚不用则肌肤不仁而肢体偏废，血行瘀阻则气虚难复，遂投补阳还五汤以益气行血，脉入鱼际为气机上逆，此调神汤之用也。脉证相参，效果显著。

3. 关节炎

张某，男，56 岁，干部。

1971 年 3 月，初春尚冷，夜出感寒，遂得肘、膝、腕、指关节疼痛，活动更甚。服解热止痛片后痛暂得减，而反增胃痛，遂停服而肢痛渐加。半年后又增头痛头晕，查血压 170/110mmHg。某医投：麻黄 45 克，生姜 45 克（去皮），川芎 9 克，肉桂 9 克，红茶 9 克，绿豆 8 粒，公羊屎 8 枚。5 帖，痛稍减，头晕头痛如故，关节肿大不能持物。又重用上方，麻黄增至 60 克，直到 90 克，服 5 帖，痛无少减，反致大汗淋漓，烦渴不已，头痛更甚。停药后汗出烦渴自止。延至 6 月，来我所就诊。其脉弦而聚关，其苔黄而干燥。处以调胃汤合葛根汤与桃仁承气汤。连服 30 剂再来复诊。时痛势明显减轻，再服又减。关节肿亦基本平复，活动自如，查血压已恢复正常，头晕早愈。共服 110 剂愈。

4. 震颤性麻痹

梁某，女，36 岁，农民。

无明显原因而出现右手颤抖，情绪激动时更甚，1 月后，又加不自主之摇头，遂至某医院神经科诊为"震颤性麻痹"。1973 年 3 月 6 日来我所门诊，其脉弦而上鱼际，舌苔少而质红。方用调神汤加味：

柴胡 15 克　黄芩 15 克　苏子 30 克　党参 30 克　桂枝 10 克　生石膏 30 克　车前子 30 克　大黄 5 克　甘草 6 克　大枣 10 枚。

两煎合并，去滓分温三服，每次加入鸡子黄一枚，搅令相得。药 17 剂，震颤摇头明显减轻，至 75 剂始基本消失。嘱其续服 20 剂以作善后。

按：摇头震颤显系风为，必伏其所主，而先其所因，脉弦而上鱼际，主气逆于内，遂使风发于外；舌苔少质红，主阴虚于下，而使火亢于上，风火相扇，则振掉摇头作矣。故用调神汤发郁降逆，而平其逆乱之气，复入鸡子黄滋填真阴，而降其亢逆之火，气平火敛则振掉自除。

5. 鼻咽癌

王某，男，42 岁，某县干部。

患者鼻塞而头闷耳聋，1969 年以鼻中隔弯曲而行手术治疗。术后病不减，复查诊为"鼻咽癌"。第 2 年去北京某院检查结果同上，以手术较大，患者未能接受。1972 年 8 月来诊。体瘦弱，脉弦细，舌红赤。与：

柴胡 15 克　黄芩 15 克　苏子 30 克　党参 30 克　牡蛎 30 克　王不留行 90 克　夏枯草 30 克　生石膏 30 克　辛夷 30 克　苍耳子 30 克　银花 30 克　连翘 30 克　百合 30 克　川椒 5 克　甘草 9 克　大枣 10 克。

药 50 剂鼻已大通，头闷耳聋止。服 200 剂后复查已恢复正常。10

年后仍在工作。

按：凡肿瘤之生必先由阴阳失调，气血之瘀滞。癌之既成则为坚结，且热毒蕴结而为溃腐。治必调阴阳，而有小柴胡之用；清邪热，解火毒以除其因，而有豆根、连翘类之用；攻邪积、破坚结以除其症，而有攻坚汤之用。如此方施治，间有痊愈者。

6. 垂体肿瘤——肢端肥大症

李某，男，37岁，技术员。

1958年时，发现前额突出，下额增宽，口唇加厚，面形渐丑，手掌宽大，足掌肥厚，而自觉并无所苦，也未介意。1968年时，又见两手麻木，腰及左腿疼痛，视力模糊，头目眩晕，疲惫无力，烦躁易怒，始惧而就医。经两个医院，均诊为"垂体肿瘤——肢端肥大症"。1968年12月2日来诊。其脉滑而上鱼际，苔黄而略燥。与调神合攻坚汤。服120剂，腰及左腿疼止，头目眩晕除，烦躁喜怒消，视物清楚，体健有力，唯头面及四肢之变形如故。

按：瘤发于脑，失却精明，造化逆乱，生而无制，亢而为害。病出精明之府，脉之上鱼际亦为气亢上逆之象，故与调神汤和阴阳，调气血，协调整体。攻坚汤除坚有效，唯瘤消甚缓，见功亦迟。

7. 鼻息肉

王某，男，43岁，干部。

鼻塞2年，常因呼吸受阻而夜间憋醒，曾在某医院诊为"双侧鼻息肉"，因怯于手术而未做治疗。1974年2月24日来诊。其脉弦，苔薄白。投以调胃汤、攻坚汤、理鼻汤合用。10剂病减，40剂后经复查息肉消失。

按：虽为局部之病变，然欲除其坚必先畅达其气，否则难以为功。此为"协调整体、突出局部"之治法。

8. 青光眼

肖某，女，35岁，工人。

1967年出现双目胀痛，并头痛失眠，烦躁善怒，本公司医院诊为"急性青光眼"。治疗后缓解，时有发作，但较轻。1968年3月14日，突然失明，仅有光感。西医治无效方。5月23日来诊时视电灯仅有光感，视物皆无所见，脉弦细，苔黄燥。与理目汤：

柴胡 15 克　黄芩 15 克　苏子 30 克　党参 30 克　川椒 5 克　生石膏 30 克　知母 15 克　桃仁 30 克　桂枝 10 克　川军 10 克　芒硝 5 克　白蒺藜 30 克　决明子 30 克　车前子 30 克　甘草 6 克　大枣 10 枚。

服 6 剂，目胀痛大减。16 剂，目胀痛消失，视大物体可见模糊轮廓，睡眠转佳，精神安定。50 剂后，已可做较粗之针线活。

按：青光眼一症多致暴盲，符合中医之青盲。其多因肝气亢奋，上逆于目，气郁而致血瘀，则为胀为痛，甚而为盲。气血郁逆而为热为烦。故用柴胡以理气，合桃核承气导瘀下行，白虎之意清热除烦，加决明、白蒺藜清肝明目之品以为导引。

9. 急性虹膜睫状体炎

李某，男，22 岁，工人。

1971 年 8 月初，出现左目羞明而疼痛，且引左侧头痛，视物模糊渐加，十余日后左目仅存光感。至某医院诊为"急性虹膜睫状体炎"，瞳孔周边不齐，有粘连。同月 30 日来诊，脉弦细，舌面有瘀斑。与理目汤合桃仁承气汤。8 剂头痛除，已可见物，而不羞明。服 18 剂视物已清，左目裸眼视力为 0.8，唯瞳孔周边仍不齐，令继续服药。

10. 脱发

徐某，男，24 岁，工人。

1964 年出现脱发，初时脱少，渐增脱多，虽未中断治疗，脱发日重。1971 年 7 月，头顶已一发不生，8 月 24 日来诊。视其头两侧与后部尚有稀疏之毛发，伴心烦、少眠、健忘。脉弦细，舌尖有瘀斑。处以调肠汤合桃仁承气汤。服 20 剂已见顶部有新发丛生，又 3 月，满头黑发而来，余证也愈。次年 2 月，又有微脱，嘱照前方再服 10 剂。2 年后仍未脱。

11. 腓神经麻痹

聂某，男，16 岁，外地学生。

1970 年 7 月，无因而见右腿行动上不便，渐作足趾蜷屈，以至不能走路。至某医院诊为"腓神经麻痹"。1972 年 4 月 12 日来诊。脉略弦，舌质暗，舌尖瘀斑。与葛根汤合桃仁承气汤。6 剂，足趾伸，足掌可着地，15 剂可行走。后归家又服 15 剂，愈。

按：中医将此病称为"痹"，病因"风、寒、湿"而致。又见舌暗及瘀斑诊其为血瘀，足得血而能步也，今血阻瘀络而难于步履，故投桃仁承气以祛瘀行血；趾蜷挛急，葛根汤中含芍药甘草汤，育阴而止痉，趾即可伸。此仅局部为患，除其因，病即已。

二、中部病医案

（一）少阳病

1. 辛某，女，56 岁，药剂师。

1978 年元月患感冒，发热恶寒，头项强痛，身痛无汗，涕泪交流，口干舌燥，证属太阳，与葛根麻黄汤一服而差。越三日，复发热，不恶寒。下午热起，黄昏转甚，子夜渐减，清晨最轻。胸中热烦，呼吸促迫，口舌干燥，但头汗出，脉滑而数，舌质红择，尖有红刺，小便黄赤，证属少阳，与黄芩柴胡汤。方用：

黄芩 30 克　柴胡 15 克　石膏 30 克　知母 15 克　竹叶 10 克　白芍 15 克　甘草 15 克　大枣 10 枚（破）。

两煎合，分温三服。晨昏三服尽，遍身微汗出。至晚 10 时，热退身凉。继进一剂，诸症悉愈，糜粥调养，一周康复。

2. 赵某，男，43 岁，工人。

1972 年 6 月 19 日下午，突发寒热，体温旋即升至 39.6℃，约一时许恶寒罢，但发热。翌晨，面目及下肢皆肿，并有肢体麻木，小便不利，尿色红赤。某医院查尿：蛋白（+++），颗粒管型（+），红细胞（+），白细胞（+）。诊为急性肾炎。治疗五日，除热退之外，余皆如前。6 月 25 日始来求诊。诊得脉象滑数，舌红苔黄而燥。处以猪苓汤：

猪苓 30 克　茯苓 30 克　泽泻 9 克　滑石 30 克　阿胶 9 克。

先煮四味，取汁 250 毫升，内胶化之，一日分温三服。次日复诊，浮肿消大半。5 剂浮肿尽消，尿化验正常。

3. 李某，男，37 岁，工人。

1979 年 7 月 12 日诊。其先有胸中烦热而满，口干，积一年不愈，又增头晕耳鸣，易怒，神经科检查，诊为"神经性耳鸣"，治疗年余未效，而来求诊。症状如前，更加微聋，口渴喜冷饮，小便色黄，脉象滑，舌尖红有芒刺，证属少阳，与黄芩柴胡汤：

黄芩 30 克　柴胡 15 克　石膏 30 克　知母 15 克　竹叶 10 克　白芍 15 克　甘草 15 克　大枣 10 枚。

2 剂烦满减，6 剂诸症消。

按：此非外感，而以六病绳之，证属少阳。六病辨证之法不独为外感设也。

（二）少阴病

1. 常某，男，32 岁，农民。

1932 年春，上党地区疫气流行，染者甚众，常某所住之村共三百余户，即有七十余户染疫。常某染病三十余日，经汗下后，高热虽退。正气亦衰，心悸气怯，神识恍惚，精神委顿，全身瘦削，身重蜷卧，无力转侧，背冷恶寒，面色苍而滞，舌瘦淡红，微有薄苔，脉弱无力。此大病虽差，然气阳大损，证属少阴。投以附子汤，方用：

人参 9 克　附子 9 克　苍术 15 克　白芍 9 克　茯苓 12 克。

1 剂而神清，3 剂而寒除，脉转有力，可自转侧。然足软，仍不能步行，嘱糜粥调养，两月始康复。

按：此案依仲师法，背恶寒一证为识附子汤证之要也。

2. 王某，男，65 岁，中学教员。

患者素有高血压，常眩晕，且少寐。1966 年后，因情志怫郁，致心悸短气，继而下肢浮肿，经某医院诊为"高血压性心脏病"。至 1968 年 12 月 13 日诊时，患者呼吸促迫，卧则尤甚，被迫端坐。心悸不宁，下肢肿甚，按之没指。小便短涩，脉弦无力，口唇青紫，舌质胖嫩，苔白稍腻。观其脉弱无力，舌淡胖嫩，为一派虚寒之象。缘气虚不能运水，使水邪泛滥。气阳俱虚，证属少阴。以助气温阳化水利湿为治，方用人参附子汤。煎服2剂，小便转利，喘悸大减。继进4帖，喘悸均止，已可平卧。唯下床活动仍觉心慌。续进5帖，已可散步。遂停药，嘱令妥为调养。

（三）合病合证

王某，男，2岁。

1970年冬，患儿因鼻出血不止而入某职工医院治疗，诊为"血友病"，历时半月血仍不止，遂邀会诊。时患儿正在输血，观其面色红赤，鼻血殷殷，舌赤少苔，脉洪大无伦，重按豁然，为虚象，此属少阳少阴合病。方用竹叶石膏汤合生脉散：

竹叶15克　石膏30克　苏子30克　党参30克　麦冬15克　五味子15克　川椒3克　甘草6克　大枣10枚　粳米一撮。

令其一日一剂，频频喂服。三日后再诊，出血减少，面赤少减，脉仍洪大，继服2帖。三诊，出血已止，脉大减，已不洪，遂减量为1/3，继服。30帖后，又微出血，然一出即止，脉仍未复常。共服120帖，舌脉复常，观察两年未发。

按： 面红舌赤，脉洪大无伦，乃火邪亢极，遂迫血妄行。竹叶石膏汤清大热，滋阴益气以防暴脱。小儿为稚阳之体，大凉必伤胃，以粳米犹恐未及，故用川椒护之。频频与服者，恐骤行寒凉，伤气之虞，且可使药力接续，阴渐生则阳渐消，热除则正自安，孙真人所谓"胆欲大而心欲小"此之谓也。

（四）兼证

冯某，女，18岁，学生。

1977年夏，忽得寒热，自以为感冒，服解热剂。至次日恶寒止而但发热，始入某医院就医。除白细胞增高外，检查皆正常，未能确诊为何病。输液一周，热势不减，而邀会诊。视其颜面潮红，汗出溱溱，触之烙手，烦渴引饮，时吸气粗，大便微干而一日一行，小便短赤，舌质红赤，脉洪大无伦，重按豁然。与白虎加人参汤：

生石膏60克　知母20克　党参30克　甘草10克　粳米一把。

一剂烦热减，再剂而证悉除。

按： 热势盛，日输液2000毫升，烦渴不已，可谓大烦渴不解，更兼脉象洪大，其不仅热盛而伤阴，更兼亢热之下微露阴象，则已非白虎汤所能疗，遵仲景法，以白虎加人参汤，不仅生津，更加益气，除热不伤正也。此证为少阳病兼少阴证。

（五）局部病

1. 高血压合冠心病

谷某，男，67岁，技术员。

1963年始出现头疼眩晕，血压增高为180/110mmHg，遂服降压西药治疗。延至1972年，忽左胸作痛，剧若刀割，息短气怯，面色苍白，冷汗淋漓，约二分钟后减缓。后稍劳辄发，或三五日一作，或一二日一作。遂住本厂医院治疗。经检查诊为高血压、冠心病、心绞痛。治疗一月，痛仍频作，于1972年8月来我所门诊。脉沉弦有力，舌质红赤，疏调心汤合降压汤与服。连服10帖，虽又发作一次，但胸痛明显减轻，持续时间缩短。20帖后痛再未作，头疼眩晕亦止，查血压已降至正常。嘱令继服，不可少懈。服180帖，令停服以消息之。后未再发。一年后恢复工作，虽步登四楼，亦无明显之气短心慌。96岁终，其间未再用药。

2. 冠心病合眼病

郭某，女，53岁，工人。

素有高血压及青光眼。1977年1月，突发左胸憋闷，痛如刀割，牵及肩背，同时手足厥逆，冷汗淋漓，移时渐缓，数日一作。住某医院诊为冠心病、心绞痛，治疗一月好转出院，但未终止发作。延至10月，发作加重，至一日十余作，复住院两月，好转出院。时右目因青光眼已失明。至次年3月，心绞痛复为加重，一日数发，每发十余分钟或至30分钟，含服硝酸甘油片无效，遂来我所就诊。视其精神委顿，神疲无力。右目已盲，左目不明，双目胀痛，食欲不振，息短寐少，大便秘结，三四日一行，诊其脉沉而涩。以调心汤为主合理目汤为治。服5帖，心绞痛减为一日一二作，且疼痛较轻，时间缩短，大便日一行，食纳增，头痛止。服至30帖，心绞痛停止发作，头疼消除，左目清明，精神大增。继至70帖，患者已无不适而停药。是冬，又以上方为丸，每丸9克重，每服一丸，一日二服，共服五个月。1979年夏探访，证再未作，家住三层楼上，一日上下几趟，并无不适。

按：二证之病程长短不一，轻重有别，兼证各异，然总由心气不足，瘀血痹阻而致。故皆以益气行瘀之法为治，复假小柴胡调达之力，瘀得去，虚得补，痹阻除而痛自止。至于血压之增高亦为血运不畅所致，故未专治而实已治，证亦得平。

3. 主动脉瘤

李某，男，59岁，工人。

1963年春，出现左胸闷痛，渐加重，并心悸短气。半年后，左胸渐隆起。去北京等地医院诊为"主动脉瘤"。1967年5月8日来所门诊，脉弦有力而上鱼际，舌质红赤，苔黄略燥。与调神汤、调心汤合攻坚汤。60剂胸部平复，短气甚微，偶有胸闷。120剂后已无自觉症状，精神甚好。遂改为每月服三五剂以善后，而复上班工作，共服药一年而止。1979年时仍健在。

按：脉弦长而上鱼际，不唯气郁，更为逆上，心悸气祛，又为气虚，故用调神汤、调心汤以降逆益气安神；主动脉扩张而为瘤，遂合入攻坚汤，以为局部之治疗。

4. 高血压病

安某，男，44岁，工人。

患者于1968年出现头痛、眩晕、少寐、多梦、烦躁不安、腿脚浮肿。经其单位医院诊为"高血压病"，血压为160/110mmHg。服降压药后，血压时高时低，不能降至正常，而更增乏力。于1971年11月4日来我所门诊。查血压为170/110mmHg。脉弦而有力，并上鱼际，舌有瘀点。处调神汤合桃仁承气汤。初服一日泻六七行，泻下稀便杂黏液，并伴腹痛。10 剂后减为日二三行，大便略稀，腹痛已微，眩晕得减。16 剂后，诸证悉除。查血压正常，继服 10 帖，以作善后。

5. 低血压

梁某，女，32 岁，干部。

1971 年夏，分娩后遂得头晕、目眩、耳鸣、少眠、多梦、心烦、健忘、食纳呆滞、酸软无力。某医院诊为：鼓膜下陷，低血压，神经性耳鸣。治疗年余，病无少减。于 1972 年 10 月 22 日来我所门诊，查血压 80/55mmHg。观其面滞而少华，视其舌瘀而色滞，诊其脉弦细涩而无力。处以调心汤合桃仁承气汤。药后日便二三行。至 8 帖，血压升为 110/80mmHg，食纳增加，头晕减轻，脉象有力。服 15 帖，诸证悉除。

按：二证虽皆为眩晕，要在辨证求本上，审其异同，瘀虽相同，按脉有异，治亦有别。

6. 肋软骨炎

史某，女，32 岁，工人。

1962 年初，觉左胸隐痛，后渐渐隆起，压之痛甚，某医院诊为"肋软骨炎"，封闭法治疗二月少效。次年 3 月 9 日来我所门诊。视其胸骨左侧第三肋突起，拒按，脉之弦。处以调肠汤合攻坚汤，方用：

柴胡 15 克　黄芩 15 克　苏子 30 克　党参 30 克　川椒 5 克　川楝子 30 克　陈皮 30 克　白芍 30 克　小茴香 15 克　大黄 10 克　夏枯草 30 克　牡蛎 30 克　王不留行 30 克　甘草 10 克　大枣 10 枚。

药三帖痛止，五帖复初。

按："胸满胁痛"乃柴胡汤之主证，脉弦为调肠证，更合肋骨高起，遂入攻坚破结之品，药证合拍，故得速效。

7. 增生性脊柱炎

王某，44 岁，干部。

1972 年初，出现腰背困痛，渐至疼痛难以转侧，而不得俯仰，行动困难。某医院摄片结果：脊柱普遍骨质增生，以胸 3～12 为重。诊为"增生性脊柱炎"。同年 6 月 9 日，来所门诊。诊其脉弦，舌瘀而暗紫，处以调肠汤合桃仁承气汤加葛根 100 克。药后日大便三行。共服

40 帖症状消失，活动自如。

按：虽为骨质增生，增生之由，缘于血滞，舌象紫暗乃其明症，故以桃仁承气汤除之。脉弦而为调肠汤之证，再重用能除项背强几几之要药葛根，故病愈。

8. 再生障碍性贫血

王某，男，30 岁，工人。

1972 年初，忽作心悸，胸满，短气，头晕纳呆，萎软无力，并皮下出血。某医院检查：血红蛋白 70g/L，红细胞 $30×10^{12}$g/L，白细胞 $30×10^9$/L，血小板 $1000×10^9$/L，并做骨髓涂片，诊为"再生障碍性贫血"。辗转治疗 4 个月，至 6 月 13 日来我所门诊。视其面色不华，精神委顿，懒言少动。周身皮下出血，胸背较少，四肢为重，小者为点，大者成片。舌色淡而少苔，边尖瘀点，脉弦细、聚关而涩。方用调心汤合当归补血汤加蒲黄、小蓟。药 10 剂后，出血明显减少，心悸、气短、头晕均也减轻，食纳增加。40 剂后，查血象已恢复正常值，共服六十余剂，诸症皆除。

9. 双侧肾结核

张某，男，50 岁，干部。

1978 年 7 月，出现尿血，并腰困，渐形体消瘦，精神疲惫。经某医院检查，诊为"双侧肾结核"，造影所见，右肾为重，较左侧增大 2 倍，因不宜手术，遂来求中医治疗。脉弦数，苔略燥。与调肾汤加仙鹤草 30 克、小蓟 30 克、生蒲黄 30 克。药 8 剂尿血止。50 剂后造影复查，右肾明显缩小，120 剂后检查："右肾比左肾略大，余未见异常。"体重增加，腰困消失，复上班工作。

按：肾结核病亦当属痨疾之类，而抗结核之药寡效，当责正之不济。今用调肾法，益正气而退邪热，畅三焦而利决渎，更合蒲黄、小蓟之属，活血而止血，以除其标，正气复邪自退，必在缓图，方可为功。

10. 月经失调

李某，女，32 岁，工人。

1978 年流产后反复出血，歇止五七日，即出血十余日，量虽不多而淋沥难止，已半年。近一周又见小便频数而涩痛。脉弦大，舌尖红。与小柴胡合白虎加生蒲黄 30 克、滑石 30 克、车前子 30 克。二剂血止。后因感冒来诊，云愈已来经两次，均正常。

按：经血不止，寒热虚实皆有之。今虽半年不止，脉见弦大，舌尖红赤，乃气滞热郁为患，滞气不行则血不归经，郁热不除则迫血妄行，故与小柴胡解郁合白虎清热，加蒲黄行血止血以疗局部，合车前子、滑石清热利尿以除小便之涩痛。病程虽久，但热之去速，故得速愈。

11. 无脉症

李某，女，36 岁，河南省某厂工人。

初时头晕健忘，少寐心悸，双手发冷，两臂麻木，稍劳则疲乏甚，证渐转重，时有晕倒，自诉诊治中发现两寸口脉由细弱而渐至消失，晕倒次数渐加频。经两个医院诊为"无脉症"。2 年后，即 1968 年 6 月 21 日始来我所治疗。精神委顿，形体消瘦，面色少华。血压左侧不可测，右侧 60/20mmHg。舌苔白滑质紫暗，尖有瘀点。与调心汤合桃仁承气汤加王不留行 90 克，药 10 余剂，晕减，麻木转轻，精神好转。60 剂后，双寸口脉已现，只是细若蛛丝，头晕与麻木均消失，晕倒已停发，右臂血压升为 80/50mmHg，左侧稍低。令其回家继服 60 剂。再来诊时，其已服药 140 例，精神、脉象一如常人，测血压左右均为 120/80mmHg，遂恢复工作。

按：寸口无脉而见舌色紫，乃血阻脉行不畅所致。血不达于上，则面色无华，而头眩健忘；血不达于臂，则肢麻而冷；寸口无脉，此病之要，心之失其职，血遂瘀阻，故以调心汤合桃仁承气汤加王不留行活血化瘀也。

12. 风湿性心脏病

赵某，男，37 岁，某县干部。

少年时曾患双膝肿痛，半年而愈。自 1960 年开始出现劳动时心悸短气，休息则消失。后逐年加重，稍劳动即心悸不已，呼吸促迫，更见腿脚浮肿。曾在数处治疗，均诊为"风湿性心脏病"。延至 1973 年，虽坐亦喘甚，已不能平卧。1974 年 8 月 2 日来所门诊。视其面青唇黑，抬肩顿息。舌肿胀而暗滞，脉细数而无力。因持续服利尿剂而胀势不重。处以解肌汤：

葛根 30 克　党参 30 克　黄芪 30 克　丹参 30 克　郁金 15 克　银花 30 克　丝瓜络 15 克　车前子 30 克。

连服 5 剂，心悸气短大减，唇黑已轻，已可平卧，下肢浮肿全消。60 剂后起居可以完全自理。又进 20 剂，则可少操持家务，遂停药。偶有少作，服 2 剂即止。观察 2 年，未明显发作。

按：风湿性心脏病多属气虚，气之不足而为喘，故以参芪以益气；气之不足而血瘀，血瘀而舌滞唇黑，故用丹参以祛瘀；血之瘀滞而水停，故为浮肿，加半决渎汤以行水。然病内犯心脏，尽除则难。如此图治，仅得病减，尚须维护，防外感，忌劳作。

13. 痰核（回归热性结节性非化脓性脂膜炎）

高某，女，35 岁，干部。

1963 年春，忽于小腹及左下肢内侧生硬核，皮色不变，触之微痛，午后发热，背微恶寒。历三月，硬核渐增多至十七枚，大小如杏核。经皮肤病研究所检查，诊为"回归热性结节性化脓性脂膜炎"。诊得脉弦而少数，舌尖略红。

按：午后微热为邪居半表半里，腹腿之硬核乃痰气凝结，聚而为患。不行气无以破其坚，不行血无以破其结，以攻坚汤合鸡甲散为治。方用：

柴胡 25 克　黄芩 15 克　苏子 30 克　党参 30 克　牡蛎 30 克　夏枯草 30 克　王不留行 100 克　桔梗 15 克　贝母 10 克　附子 3 克　川郁金 15 克　甘草 10 克　大枣 10 枚。

分温三服，每次吞服鸡甲散 3 克。服七帖硬核变软，背恶寒除，午后发热减。共服 20 帖愈。或曰："虽愈，恐有周期性复发。"今已 19 年，未再作。

14. 猪绦虫包囊病

武某，男，36 岁，农民。

因食不洁之猪肉，致周身渐生硬核数十枚，大如杏核，无所苦，至某研究所诊为猪绦虫包囊病，因数量太多，不宜手术，遂来我所。诊得脉略弦，除病核之外，余皆如常。亦与攻坚汤：

柴胡 15 克　黄芩 15 克　苏子 15 克　党参 20 克　川椒 5 克　夏枯草 30 克　牡蛎 30 克　王不留行 100 克　槟榔 30 克。

另用雷丸 15 克研细末，分三次吞服。服 40 剂而硬核全消。

15. 胸壁结核

王某，男，61 岁，工人。

1965 年，左胸生一核，大如枣，稍硬，色泽如常，亦无他苦，而未介意。后渐长大，1974 年时至医院检查，诊为"胸壁结核"。患者不愿手术，于 9 月 11 日来诊，脉弦而少数，舌苔微黄。亦以攻坚汤为治。

柴胡 15 克　黄芩 15 克　苏子 30 克　党参 30 克　川椒 5 克　夏枯草 30 克　牡蛎 30 克　王不留行 60 克　甘草 6 克　大枣 10 枚　生石膏 30 克　瓜蒌 120 克。

服 8 剂，肿块消除大半，20 剂全消。

按：上三例，病本非一，而辨证略同，均系气滞痰凝为患，故皆以行气解郁、消痰破结之法获愈，所谓异病同治也。至于第一例因午后发热而加重柴胡，兼少阴而合入附子；第二例病由虫起而吞服雷丸；第三例病在胸部而重用瓜蒌者，又须知同中有异也。

16. 膀胱癌晚期合并肾转移

魏某，男，54 岁，河北某县农民。

1975 年 8 月出现间断尿血，不急不痛。某地按肾炎治疗一年，尿血渐增多，形体转瘦，委顿少神。至 1977 年 3 月，至某医院经膀胱镜检查和逆行性肾盂造影检查，诊为"膀胱癌晚期合并肾转移"，遂诊。诊得脉弦细无力，舌质灰暗，苔黄而腻。与调肾汤合攻坚汤为治。服 30 剂精神好转，食欲增进，仍为间断尿血，但量少。120 剂后，尿血止，尿常规均正常。7 月，忽又出现尿血 2 次。仍服原方，并配服鸡甲散，每次 3 克。又服 50 剂，再未出血，至原医院复查：原癌肿部分模糊不清，肾盂未见异常。改为每周 1 剂，又继服 50 剂。1995 年，其子曰，其父健在，尚能参加农田劳动。

17. 甲状腺瘤

刘某，男，51岁，工人。

1972年5月，大怒后，遂见颈前生一肿块，大如指尖。月余后，增大如鸡卵，无痛痒，唯觉气闷，至某医院诊为"甲状腺瘤"。8月来诊，其脉聚关。与调胃汤合攻坚汤药10剂，瘤消大半，气闷无。60剂后肿物全消，脉、舌复常。

18. 红斑狼疮

刘某，女，19岁，工人。

1970年末，两颧、额、鼻尖出现黄豆大之红斑。半月后突发高热，恶寒无汗，关节痛。在某医院治疗两月，病情缓解，诊为"红斑狼疮"。1971年7月，病又复发，病状如前，且更重。用西药治疗，时效时不效。1971年10月13日来诊。时体温40～40.5℃，神识昏昏，血沉50mm/h，尿常规：蛋白（++），红细胞（++）。脉弦细数，舌红少苔。处以消斑解毒汤。

1剂热退而神爽。20剂以后关节痛止，心悸除，红斑开始脱落，三十余剂后，面部恢复正常。查血、尿常规均已正常，精神好。又40剂而停药。1972年春，面部又现如绿豆大小之红斑数个，继服上方二十余剂而愈。遂决定每年立春前后服十余剂以防复发。1975年冬因感冒来诊，云近4年再未发，坚持工作至今。

按： 此证之发，内有肝气上达，外有风湿所干，郁久化火而见亢热。甚者又有脏器之损害。故治当解郁扶正，清热祛湿。今取小柴胡汤畅达三焦，解郁于内；用银花、丝瓜络、车前子通调水道，下输膀胱祛湿于下；以浮萍、苍耳子之祛风于外；石膏、黄芩清热泻火解毒，病得大愈。

19. 停经腰痛

马某，女，49岁，工人。

1974年3月停经，4月出现腰部疼痛，逐渐加重而至不能弯腰。6月3日来诊。脉弦细，舌尖及两侧有瘀斑，与调肠汤合桃仁承气汤。服3剂月经至。腰痛大减。继服2剂腰痛消失，活动自如。

20. 月经失调

赵某，女，28 岁，农民。

产后哺乳期，月经 7 ～ 8 月一行，经前少腹痛，腰困甚，经水来，痛稍减，经量多杂以血块，每次十余日方止。后断奶，证如前。1979 年 4 月 13 日来诊。脉弦细，舌淡，舌尖有瘀点。处以调经汤。服 14 剂经至，后 35 日再行，无不适，1 周经止。后遂正常。

21. 脊柱结核

陈某，女，52 岁，太原市人。

1969 年春，出现腰痛，不久，右腰生脓疱两处，溃破，流出状如米泔水样之秽浊稀水，形体消瘦，精神萎靡，渐至卧床不起。1970 年至某医院诊为"脊柱结核"，见胸椎 11 ～ 12 骨质破坏变形。治疗经年，未见好转。1971 年 5 月 7 日来门诊。其脉细数，舌苔薄白，与阳和汤：

熟地黄 30 克　白芥子 6 克　鹿角胶 9 克（烊）　紫油桂 3 克　炮姜 1.5 克　麻黄 1.5 克　生甘草 3 克。

1 日 1 剂。因其在太原居住不便，归故里养息。嘱其服药必在 150 ～ 250 剂，不论效之有无，间或加重，也必须坚持服食。1 年后，患者与家属来门诊送感谢信，其中写道："……经月余治疗，非但病无转机，而且反觉沉重，一天只能吃三两粮，大小便也不能控制了，咋办呢？是继续服药，还是就此中止？我内心深处展开了生与死的搏斗。我是一个病人，我有生的欲望，我也有战胜疾病的信心，相信医嘱，以百折不挠毅力，一鼓作气，继续服药，乃是降伏病魔的唯一正确途径。有道是'山重水复疑无路，柳暗花明又一村'，令人振奋的日子终于来到了，当我服到 110 剂时，疮口长出了新肉，服到 150 剂时，我顿觉精神清爽，食欲大振，不须借助拐杖也能走动，而且能围着灶台做饭了。就这样，历时 1 年，服中药 250 剂，我的骨结核病终于完全治愈了。"

按：林屋山人之阳和汤治骨结核甚效，此治骨结核天下第一方。然心中必有定见，服用此方未有少于百剂者。治疗中即便反见加重者，亦不必忧之，此临证五十余年之经验也。

三、里部病医案

（一）阳明病

1.王某，男，30 岁，农民。

1933 年夏，上党地区疫气流行，染者甚众。村人王某以家贫，染疫三十余日未尝治疗。初则壮热不休，继则谵语躁扰，终至神识昏愦。唯进以汤水，犹能下咽，得以度命。病已如是险恶，方延余治疗。一进其室则秽气熏人，视病者展卧床上，扬手掷足，躁扰不宁，大肉如削，面垢不堪，呼吸喘促，语声啼哺，目合多眵。掰睑以视，两目尽赤，遍体微汗，身无大热。询得每日黄昏热起，入夜转甚，鸡鸣渐退。二十余日大便未行，近五日来，有浅绿色清水自粪门中出。摸腹，则脐左有燥屎七八枚，历历可数。稍稍按之，患者蹙眉作痛楚容。撬口视舌，舌焦而裂，苔黄燥而微黑。脉象沉细。思病至阳明，日久失下，邪热伤津耗气，以致形消脉细。虽有阴亏气损之象，实为邪毒内结使然。当此之际若略用育阴益气之品，必致邪胶固热，非其所宜。唯遵仲师"自利清水，色纯青，心下必痛，口干燥者，急下之，宜大承气汤"之训，与大承气汤，方用：

大黄 15 克　厚朴 15 克　枳实 6 克　芒硝 10 克。

以水 500 毫升，先煮朴、实，次入硝、黄，稍煮即出，分温三服。约一小时许，下燥屎二枚，其坚如石。三小时后时服，又下燥屎二枚。三服则燥屎与稀粪同下。再为诊腹则燥屎已失，是夜遂不复热。躁扰虽宁，仍昏睡不醒。嘱以西瓜汁频频灌服，以滋其阴津，兼清余热。凡三日，病者始苏，略为进食。十余日后始完全清醒，三月余始复如初。

2.赵某，男，57 岁，某公司干部。

1961 年春节期间，忽见绕脐隐隐作痛，腹胀不适，日便二三行，便稀而多杂黏液，然食纳如常。唯稍觉疲困乏力，入夏则痛泻渐愈。自是逢春则发，入夏则愈，无一年不作。每春治疗，均不能止其再发。延至 1968 年 2 月 27 日，始就余诊。诊得脉平，舌苔白而少腻。思得《金匮要略》所载："下利已差，至其年、月、日、时复发者，以病不尽故也，当下之，宜大承气汤。"此证尽合，遂问病发之前一年曾作利否？病者略思而云：曾作热痢，但很快泻止愈。此病本未除，故应岁时之变而发，以胶黏之物久蓄肠中故也。遂疏大承气与服，方用：

大黄 15 克　芒硝 10 克　厚朴 15 克　枳实 6 克。

先煮三味，纳芒硝，分温二服。药后大便日三行，先腹痛而后行，所下黏液极多，连服三剂，腹痛消失，遂停药，十余年来再未发。

按：暴病多实，久病多虚，所言为常。今湿热之邪，胶着于肠，应时而发，七年不除，是为之变。为医必知常识变，治病必务求本源。

（二）太阴病

1. 张某，男，36 岁，工人。

1963 年 7 月 11 日，时当夏季，天气炎热，恣食生冷，袒胸纳凉，半夜腹胀，腹中痛，遂起如厕，未及天明，已下三行，初为溏粪，继则如注，上午来诊，已泻七八次。询得腹中冷痛，身微恶寒，恶心欲吐，小便清澈，舌苔薄白，脉象为弦。乃寒湿为患，证为太阴。非温不足以祛其寒，非燥不足以除其湿，与苍术干姜汤与服，方用：

苍术 30 克　干姜 15 克　茯苓 10 克　甘草 10 克。

水煎，分温三服。一剂而泄泻止，再剂而便溏除。

按：寒湿于中，乃太阴正证，故投太阴主方而病愈。

2. 任某，男，60 岁，农民。

1965 年夏季，患湿热痢，痢下脓血，里急后重，服氯霉素五日，腹痛除，下利止。数日后复利，粪中杂黏液甚多并有少量血丝，一日四五行，腹不痛而时后重，医生以为脓血痢，屡用痢药而病无少愈。辗转九年，下利如前。1974 年 8 月 17 日来诊。幸食纳尚可，诊得脉象弦细，舌质淡白，面色少华，此痢后虚寒，大肠滑脱为患，非温不足除其寒，非涩不能止其利。遂投桃花汤。方用：

赤石脂 30 克　干姜 10 克　粳米 30 克。

一剂大愈，二剂利止。二年后随访，未再发。

按:《伤寒论》桃花汤证列入少阴，其为里寒滑脱之利，与四逆证阴寒内盛，下利清谷者不同。其以干姜温中，赤石脂涩肠止血，故列入太阴。

3.智童，男，14岁，学生。

1978年，时将中秋，偶至友家，食冰糕十六枝，当夜即呕吐大作，次日胃腹痞满，不思饮食。虽少量纳食，移时即吐出，医与消导药不效。时过一周，始来求诊，面色少华，舌色略淡，脉弦而稍细，与吴茱萸汤。方用：

吴茱萸15克　党参15克　生姜10克　大枣10枚。

一帖呕吐减，二帖而全止，食欲仍不振，舌尖稍红，改生姜泻心汤，十剂而复初。

按: 时届八月，天之凉气渐盛，而人之阳气未敛。顽童不知摄生而恣食生冷，遂使寒中。升降之机逆乱，胃气不得下行，而为呕吐。吴茱萸汤温中降逆，二剂即吐止，寒邪虽去而败伤之胃气未能骤复，故复以生姜泻心汤调理而康。

（三）部证

陈童，男，14岁。

自1972年8月25日来诊。三年来，食纳少进，日食三四两，更兼泄泻，日二三行，稀便而夹完谷，常恶心，时呕吐，面色萎黄，毛发焦燥，形体瘦削，懒言少动，口疮时发，舌尖红赤，脉象弦细，与生姜泻心汤：

生姜10克　干姜10克　黄芩15克　黄连10克　半夏10克　党参20克　甘草6克　大枣6枚。

药十帖，纳稍知味而口疮不除，又加入川军5克，大便略加，日三四行。继服二十帖后食纳大增，口疮停发，便日二行，十余日未呕吐，学习已能耐劳。继服30剂，泄亦止。面色转润，肌已较丰，学习玩耍，不异于常童。

按: 中阳衰败，失其健运，不能纳谷，运化失司而泄泻，寒邪上逆则呕吐。口疮时发，舌尖红赤又为火热之象。为火炎于上，寒困于下，此为阳明太阴合病。故用中部部证方。上而温中、和胃、益气为治。药后口疮不除，又增入小量之大黄，祛肠胃之微热。

（四）合病、合证

1. 杨某，女，40岁，农民。

近二年来常作奔豚，或三五日一作，或十余日一作，作时自觉气从少腹上冲于心，遂即昏不知人，旋即苏醒，稍事休息即一如常人。病不作时，亦无他苦。脉之弦甚。与苓桂甘枣汤。晚上服药后，一夜安卧，黎明前腹痛甚，移时大便，下寸许小虫数十条，腹痛即止，后奔豚再未发。

按：此为1944年病例。

2. 刘某，男，39岁，某厂技术员。

自幼腹胀食少，11岁时曾患痢疾。自入厂十余年来，复患下痢，每日三至五次。或色黄而稀，或色如果酱，并腹痛下坠，时轻时重。曾在某院诊为"阿米巴痢疾"，住院三月，下痢如故。至1958年，下痢增为日十余次。且夏季较重，冬季较轻，消瘦乏力。1972年7月19日来所门诊。脉细滑，苔黄腻，脐周痛而拒按，与白头翁汤合桃花汤加味。

白头翁30克　黄连12克　黄柏15克　秦皮9克　赤石脂30克
干姜9克　白芍30克　大黄9克　粳米30克。

药后下褐色黏液甚多，渐服渐减。11剂后，腹痛除，下坠止，大便色黄而稀，日二行，遂停药，大便即自行恢复。观察两年，泻未再作。

按：脉滑而舌黄腻，为湿热于中；脉细而下痢频仍，且无肛门灼热，又为寒困而中气不收。是乃寒热错杂之阳明少阳太阴合病。故与白头翁汤清热燥湿，合桃花汤以温寒固脱而止血。腹痛拒按，湿热久结，则又兼有阳明，其积不速去则痢无已时，其积滞一去则阿米巴原虫亦无所附，入芍药者取其缓急止痛之功。

（五）兼证

赵某，男，47岁，工人。

1974年5月初为外感，经治后，热势减而继之呕吐，一周不止。

伴头晕、头疼，仍身有微热，腹胀，口角两侧生疮。饮食难进，虽饮水亦吐。脉弦、舌稍淡。与吴茱萸汤合泻心汤。

吴茱萸 10 克　生姜 10 克　党参 30 克　大枣 10 枚　黄芩 13 克黄柏 15 克　川军 5 克。

一剂呕吐止，头疼除。次日即进汤面两碗，五剂诸证悉除。

按：呕吐腹胀，证属太阴。口角生疮，此为太阴病兼阳明热证。兼证而按兼证治，两证皆愈。

（六）局部病

1. 上消化道出血

王某，男，53 岁，某局工程师。

1972 年 8 月 2 日，突感胃脘不舒，心烦而悸，冷汗淋漓，下如胶漆之黑便。遂以"上消化道出血"为之输血，并用止血药治疗。一周已输血 3400 毫升。视其面色淡白而犹稍透赤色，发热汗出，体温 39 ℃，大便日二行，仍为黑红色，查红细胞 $20×10^{12}$/L，血压 $80 \sim 60/60 \sim 40$ mmHg，舌淡而胖，脉滑而数。与小柴胡合白虎汤、黄土汤：

柴胡 15 克　黄芩 15 克　苏子 30 克　党参 30 克　川椒 5 克　甘草9 克　生石膏 30 克　知母 15 克　熟地黄 9 克　白术 9 克　炮附子 9 克灶心土 30 克　阿胶 9 克。

一帖热减，查：红细胞 $27×10^{12}$/L，血压 110/80mmHg，大便潜血阴性。脉尚少滑，舌苔未转，令继服之。共服 38 剂，精神状态一如常人，做上消化道造影，未见异常。

按：此证来势迅猛，病情复杂，若不精心辨识，稍有不慎，必致偾事。大便黑黏而滑，其血之来也远，系上消化道出血为人所共识，勿庸细言。其冷汗淋漓，面色淡白，舌质胖嫩，下血不休，显系阴寒所因，而脉象仍数，面隐赤色，发热不止，病起卒然，又似邪热为患。证之参差若是，必别其真假，以决从舍。合血脱汗出，血压降低，其阴寒内盛当无疑，面隐赤，虽烦甚而不躁，又神清展卧，脉见滑象，其为邪热内盛，灼伤阴络，遂迫血妄行，次日发热即热象之外现，随阴血之脱失，阳气已伤，寒由内生。仲圣云："血自下，下者愈。"今下血而发热不休，又当虑阳无所附。综观其证，邪热不退而阴寒已盛，故用小柴胡和解，合白虎以清少阳之邪热，本源一清则出血自止。用黄土汤温太阴之寒并止血，且滋阴养血，以敛浮越之阳，方中附子并温少阴之寒以防厥变，果中病。

2. 十二指肠球部溃疡

曲某，男，38岁，工人。

脘痛5年，引及肩背，饥时甚，得食稍减，纳食2小时又转甚，并烧心，泛酸，嗳气。曾至某医院做上消化道造影诊为"十二指肠球部溃疡"。时轻时重，1976年8月，疼痛转加，有医生劝其手术，因不愿手术，方来求治。视其形体瘦削，脘痛口燥，食纳呆滞，脉聚关弦细弱，苔白。曾有柏油便史。处以调胃汤加味：

柴胡15克　黄芩15克　苏子30克　党参30克　川椒5克　陈皮30克　生石膏30克　川楝子30克　五灵脂15克　甘草10克　大枣10枚　川军5克　败酱草30克。

日服1剂。忌生冷、油腻、辛辣、黏滑、房室。20剂痛止纳增，症状消除。服70剂后，上消化道造影复查"十二指肠球部充盈良好，未见龛影"。观察3年，未见复发。

3. 十二指肠球部溃疡

郎某，男，52岁，干部。

脘痛6年，多在食后三四小时，犹如刀割，得食可减。1968年5月，在该职工医院做上消化道造影检查，诊为"十二指肠球部溃疡"。至6月份，疼痛加重，该院医师劝令手术，患者不愿，而来我院住院治疗。形体消瘦，捧腹蹙眉，食少吞酸，脉弦细而弱，舌苔白尖红。近日间有柏油状便，为之查粪便潜血阳性。与前方，禁忌一如前案。药10剂，脘痛大减，30剂痛止，查大便潜血转阴。70日后，造影复查回报"十二指肠球部充盈良好，未见龛影"。后患者听人说溃疡病根本不会好，遂对疗效发生怀疑。同年11月，忽发心窝部剧痛，以"溃疡穿孔"入某医院手术治疗，剖腹后，详细检查未见穿孔，腹腔亦无渗出物，十二指肠更无异常表现，遂缝合，住院8日出院。

按：溃疡一病为临证所多见，其病变部位虽多在胃及十二指肠，究其原因乃系于全身。故早年疗此疾，依虚寒、郁热、气滞、血瘀等型分途施治，疗效终难令人满意。深入研究，知此病集气血失调、寒热错杂于一身，单用一法则顾此失彼，其效难一，故合数法于一方，疗效大增。1965年时，做60例治疗之统计，治愈率达94%。

4. 胃扭转

刘某，男，43岁，干部。

自1971年以来，纳食则胃脘胀痛，胸部痞满，并食减寐少，身疲乏力。先后经省内外六个医院检查皆诊为"胃扭转"。患者不愿手术，服药治疗半年少效。11月3日来门诊。视其面容憔悴，形体瘦弱，脉聚关、弦细，舌苔薄白有瘀点。处以加味调胃汤：

柴胡15克　黄芩15克　苏子30克　党参30克　川椒10克　陈皮30克　白芍30克　川军5克　桃仁30克　王不留行30克　甘草6克　大枣10枚。

药后食纳渐增，脘痛渐减。200余剂痛止，睡眠安稳，精神佳，复至北京复查示"胃扭转好转"。患者信心大增，必至愈而后已，又续服100余剂，已一如常人，经复查回报"胃位置正常"。

按：胸满脘痛，纳减脉弦，无疑为肝胃不和，故投调胃汤以行气解郁，健脾止痛，然已诊为胃扭转，不入血药则无以去其滞而复其常，故入桃仁、王不留行。病之来也渐，病之去也缓，若病者无如是之毅力亦难全功。

5. 胆结石

田某，女，32岁，话务员。

1970年7月，突发右上腹疼痛，持续不止，且时剧甚，痛彻右肩，致难以忍受，恶心呕吐，汗出淋漓，经治后，约1周始得渐缓。时轻时剧，1971年8月，始至某医院做胆囊造影，诊为"胆结石"。建议手术治疗，患者未能同意。但病时如前状，又发作7次。1972年7月23日来诊。患者以手按腹，痛不可言。脉之弦紧有力，舌苔黄厚而燥。方用排石汤。药后日便四行，5剂痛减，15剂痛止。20剂后，燥苔已退，脉转和缓，胆囊造影"胆囊区未见结石"。后再未痛。

按： 此证用此方，然有十余剂效者，有百余剂方效者，亦有始终不愈者，又不可一概而论。

6. 胃下垂

高某，女，42岁，纺织工人。

胃脘疼痛满胀，纳食后下坠，并伴食欲不振，嗳气呕酸，头眩少眠，日趋消瘦，疲乏无力，病近8年。延至1974年，病证渐加，始至某医院做上消化道造影，诊为"慢性胃炎合并胃下垂12cm"。辗转治疗3个月，方来就诊。其脉弦细而聚关，舌滞而有青斑。与调胃汤合桃核承气汤：

柴胡15克　黄芩15克　苏子30克　党参30克　川椒5克　陈皮30克　白芍30克　桃仁30克　桂枝9克　川军9克　芒硝6克　甘草6克　大枣10枚。

药5剂痛减纳增。30剂后，证除大半，造影复查为"胃下垂6cm"。70剂后，诸证悉除，脉转正常，复行造影示"胃位置正常"。告愈。

按： 健脾益气乃治中气下陷之正法。观此证舌有瘀斑，是为瘀血之象。血为气之母。血滞于中，则养中之血受阻，气之化源不足，虽用大剂芪术，中气亦难得补，故用桃核承气以活血祛瘀，瘀去则新自生，血行则气自化，则不补气而气已得补。又血瘀之因，缘于气滞，须解郁行气，以绝血瘀之源。观其胃满，脉象弦细，显系肝胃不和，故合调胃汤以解郁和中，邪退则正自复，故病愈。

7. 糖尿病

阎某，男，63岁，工人。

1970年10月出现饮食大增，然食日增而肌日削，至顿食一斤而不饱。口燥烦渴，夜间亦必尽两暖壶水，渴也不解，尿多无度，四肢酸困，周身无力，至某医院诊为"糖尿病"。1972年5月来诊。视其大肉陷下，面削颜凸，查血糖 11.5mmol/L，尿糖（++），脉弦细，苔黄燥。疏理消汤：

柴胡 15 克　黄芩 15 克　苏子 30 克　党参 30 克　郁金 15 克　川椒 5 克　黄芪 120 克　茵陈 30 克　丹参 30 克　花粉 30 克　熟地黄 30 克　山药 30 克　生石膏 30 克　车前子 30 克　五味子 15 克。

猪胰脏半具入药同煎。同时控制饮食，辅以较多之豆制品及蔬菜。药 20 剂，食量及尿量均减少，体重增加，已不烦渴。50 剂后，尿量一如常人，肌肉稍丰满。查血糖 110mg/dL，尿糖阴性。嘱一周服二剂，连服三月以作善后。

按：消渴一证，有上、中、下三消之分，以多饮为上消，多食为中消，多尿为下消。然临证所见多三证并存，虽有轻重之不同，亦难截然区分。缘其因则为三焦燥热，更兼阴亏，故拟理消汤一方而统治之。以小柴胡和解上下，疏利三焦为帅，率诸药各司其职，使热得清、燥得滋、阴得补。然病多缠绵难愈，又当咎其化生之气不足，故虽多饮多食而不得化为精微，内不能藏于脏，外不能为肌肤，因而用大剂之黄芪，以复其化生之功用，更以猪胰脏助之，使化生之气一复，则消渴自愈，自拟此法，用之多验。

8. 胰腺肿瘤

张某，男，45 岁，技师。

1967 年 2 月，左胁忽现刺痛，且痛引肩背，持续不已。渐加重如刀割，不可忍受。至某医院诊为"胰腺肿瘤"。复转天津某医院剖腹探查，见胰腺表面囊肿有大如鸡卵者 6 个，小者甚多，未做切除。术后痛更剧，复至天津，无法而返。1967 年 8 月 5 日门诊。脉弦聚关，苔黄腻，处以调胃汤合攻坚汤。

柴胡 15 克　黄芩 15 克　苏子 30 克　党参 30 克　川椒 10 克　甘草 6 克　大枣 10 枚　陈皮 30 克　白芍 30 克　五灵脂 9 克　夏枯草 30 克　牡蛎 30 克　王不留行 60 克　瓜蒌 120 克　桃仁 30 克　郁金 15 克　川军 5 克。

一日一剂。预计疗程 180 剂。10 剂痛减,70 剂痛止。120 剂复查："胰脏未见异常。"继服 50 剂，恢复工作。

9. 多囊肝及左侧多囊肾

陈某，女，50 岁，驻军某部家属。

1977 年春忽左上腹胀痛，且腹渐胀大，食欲减退，形体消瘦，精神不振。在某部队医院做超声波及肝肾扫描检查，均诊为"多囊肝及左侧多囊肾"。5 月 6 日来所门诊。脉弦细无力，苔白而略腻。与调肝汤合攻坚汤为治。服 12 剂疼痛大减，食纳增进。服 60 剂，膨大之腹基本平复，精神大增。120 剂，诸证均除。超声波复查：肝肾囊肿消失。

10. 粘连性肠梗阻

王某，女，37 岁，驻军家属。

1972 年 3 月，患卵巢囊肿，行手术治疗。术后 3 个月，出现持续腹痛，且时有加剧。5～6 日不大便，亦不排气，并恶心、呕吐、腹胀。至某医院诊为"粘连性肠梗阻"，行剥离手术。二次术后两月，又症状如前。患者不愿再次手术，遂改求中医。已 1 周不大便，腹胀痛甚。脉沉弦，苔薄白。以调肠汤合利肠汤为治。第一次服后，约 6 小时便下结粪甚多，腹痛顿减。3 剂后痛止。连服 20 剂，痛再未作。

按：呕吐脉弦，腹满不大便，属大柴胡证，今用调肠汤即有大柴胡汤意，中有党参以补两次手术后体虚。而合利肠汤，芦荟得威灵仙之助，通下之效益佳。

11. 肝硬化腹水

李某，女，18 岁，工人。

1971 年 5 月，出现腹胀，食纳呆滞，日仅进食二三两，并有恶心，泄泻，一日二三行。既往并无黄疸及胁痛，形体日渐消瘦。延至 7 月，腹胀大甚而不能弯腰，下肢出现血斑。至某医院做超声波及腹穿检查，诊为"肝硬化腹水"。1972 年 7 月 15 日来诊。腹大如釜，青筋怒张，四肢瘦削，小便不利，心悸短气，懒言少动，脉弦细无力，苔薄而少津。以调肾汤加减治之。方用：

柴胡 15 克　黄芩 15 克　苏子 15 克　党参 30 克　川椒 5 克　银花 30 克　丝瓜络 15 克　车前子 30 克　冬瓜皮 30 克　丹参 30 克　苍术 9

克 广木香 3 克 小蓟 30 克 牡蛎 30 克 王不留行 60 克。

另合鸡甲散（鸡内金、炮甲珠、鳖甲等分为细末，每服 3 克，一日三次）。忌食碱、盐。10 剂而小便大利，食纳增加，腹胀略减。60 剂后，肿胀全消，精神甚好，已无任何不适，复上班工作。

按：肝硬化腹水一证，先由气滞血瘀而致癥块生。气滞于中则脾胃气衰而食纳减，致化源不足，外不能为肌肤而形日消，内不能充脏腑而气日虚，致三焦之决渎失职。更兼癥块之阻塞，使水道愈加不畅，湿无所去，蓄于腹中遂成臌胀。是以此病每为邪盛而正虚。纯祛其水则正愈伤，单益其气则邪愈固，故补正祛邪不可失一。此证用小柴胡行气解郁，补益正气，兼除其不欲饮食，合丹参、王不留行、牡蛎、鸡甲散行血开结以除癥，半决渎得木香、苍术温燥之助，其利水之功愈著，遂使水消而正复。

12. 肿瘤

宋某，男，62 岁，农民。

1972 年 3 月，因情志怫郁，渐见吞咽时发噎，至 5 月，只能吃较稀饮食慢慢咽下，稍有不适，旋即吐出。因进食困难而饮食锐减，形体日瘦，大便四五日一行。至某部队医院及肿瘤医院做上消化道造影，均诊为"贲门癌"。脉之弦细无力，苔黄厚而燥。为疏方调胃汤、旋覆代赭汤、攻坚汤加味：

柴胡 15 克 黄芩 15 克 苏子 30 克 党参 30 克 川椒 5 克 旋覆花 15 克 代赭石 30 克 生白芍 30 克 陈皮 30 克 夏枯草 30 克 牡蛎 30 克 王不留行 90 克 山豆根 30 克 芦荟 3 克 甘草 6 克 大枣 10 枚。

药 2 剂，呕吐止，大便 1 日 1 行。30 剂后，吞咽顺利，已不发噎，纳食已正常，体重增加，精神大增。60 剂后造影复查，食管通过顺利，贲门处未见异常。继服至 120 剂后停药。1978 年时仍健在。

13. 肝脓肿

许某，男，35 岁，教师。

1972 年 4 月初，突发右胁胀痛，并发热恶寒，体温有时达 39.5℃，食欲不振。在某医院行肝脏超声扫描诊为"肝脓肿"。至 6 月 11 日始来诊。其寒热胁痛同前，更见形体消瘦，精神萎靡，脉弦数，苔黄腻。与调肝汤加减：

柴胡 15 克　黄芩 15 克　苏子 30 克　党参 30 克　川椒 5 克　茵陈 60 克　栀子 15 克　大黄 10 克　陈皮 30 克　白芍 30 克　丹参 30 克　郁金 15 克　王不留行 30 克　甘草 6 克　大枣 10 枚。

服 14 帖，寒热止，胁痛减，食纳增加。30 剂病除。复做肝超声检查：肝脏正常。又服 10 剂，调养而安。

14. 舌白斑病

贾某，女，42 岁，工人。

1971 年 3 月，舌前部生一豆大黑点。逐渐扩大，3 个月遍及全舌面。舌僵硬失灵，言语、进食均有妨碍。于某医院诊为"舌白斑病"，谓无法治疗，遂来求治。询得胃脘满，食欲不振，头晕健忘，少寐多梦。舌面光黑，舌两侧布有紫斑，脉弦细聚关。与调胃汤、攻坚汤合桃仁承气汤为用：

柴胡 15 克　黄芩 15 克　苏子 30 克　党参 30 克　川椒 6 克　夏枯草 30 克　牡蛎 30 克　王不留行 30 克　生石膏 30 克　桃仁 30 克　桂枝 9 克　川军 9 克　芒硝 6 克（烊）　枳实 30 克　白芍 30 克　甘草 6 克　大枣 10 枚。

药 16 剂，胃满除，食纳增。两侧紫斑消大半，舌尖黑斑减薄。后随服药而斑渐消，五十余剂复常。

按： 欲除瘀破坚，必先使其气畅达，故有调胃汤之用。然此病多恶，幸而获痊愈。

第三章

《伤寒论》重辑并释

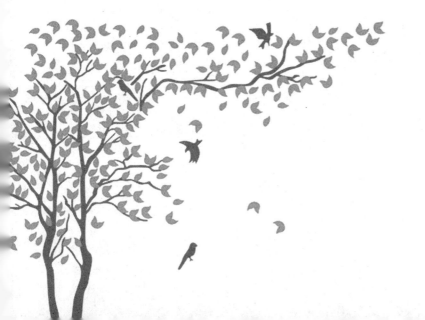

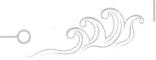

　　《伤寒论》是一部理论与临床实践相结合的医学专著，作者张仲景为东汉末年人。我们通过学习张仲景《伤寒论》的辨证思想及临床经验，不仅可以从理论上有所提高，更主要的是还可以指导我们的临床实践。

　　《伤寒论》原貌已不可见，宋代林亿等人整理的《伤寒论》亦不可得，我认为明代赵开美本可称《伤寒论》的善本。为了指导临床，我将《伤寒论》的内容分成了两大部分，即"辨证篇"与"论述篇"，每篇的内容均按三部六病重新归类。从而使《伤寒论》融入三部六病体系，目的是让学习的人达到三个"便于"，即"便于学习；便于融会贯通；便于临床应用"。《伤寒论》本身的文字是简明易懂的，只因历代医家注解颇多，越注越繁，越注越玄，使初学之人苦读而不能明其要。我在"辨证篇"中，按三部六病划类，按方证而集，使同一方证聚在一起，便于互参、互解。在"论述篇"中，按条文论及的部位和疾病的性质分属于三部的各部中，使学习的人能较快地掌握《伤寒论》的理论特点。吾非才高识妙，诚因学《伤寒论》而困惑，愿将所得与同道商榷，如有不妥，万望赐教。

第一节　辨证篇

　　本篇分为三部，即表部、中部、里部。按三部六病分类法归纳。

一、表部病辨证

（一）太阳病

1. 纲领证

《伤寒论》1 条："太阳之为病，脉浮，头项强痛而恶寒。"

释：本条应为纲领证，在全部表部阳性病条文中，本条较全面地代表了太阳病的特征，而且也是张仲景本人对太阳病的范畴下的定义。从该条看，仲景指的太阳病的证与脉是具有表部阳性病普遍指导意义的。"脉浮，头项强痛而恶寒"是太阳病的特征证，又是具体证，通过这些具体证就确立了太阳病的范畴。本文未言发热，但从"脉浮"一证便可知其有热。一个外感病，体内温度不增加是很难出现浮脉的。太阳病之发热必伴恶寒，这也是太阳病的热型特征，否则，不能定为太阳病之热。表部证无汗为实，有汗为虚，太阳病为热实性疾病，因此，在三部六病中将纲领证认定为"太阳病，头项强痛，发热恶寒，无汗，脉浮，或咳或喘"。

2. 麻杏石甘汤证

（1）《伤寒论》63 条："发汗后，不可更行桂枝汤。汗出而喘，无大热者，可与麻黄杏仁甘草石膏汤。"

（2）《伤寒论》162 条："下后，不可更行桂枝汤。若汗出而喘，无大热者，可与麻黄杏仁甘草石膏汤。"

麻黄杏仁石膏甘草汤

麻黄 12 克　杏仁 15 克　炙甘草 6 克　石膏 24 克

上药以水 500 毫升，煮取 150 毫升，一次服。

释：这两条可能原为一条，都说明了一个太阳病麻杏石甘汤证是误治后的表现。在张仲景见此类病人时，表现相同，所以不究误治原因，只观现实症状表现，而以麻杏石甘汤解表止喘。

这里的"汗出"是由于喘所致，故仍用麻黄；桂枝证之"汗出"是"表虚"所致，故不得用麻黄。

（二）厥阴病

1. 纲领证

《伤寒论》337 条："凡厥者，阴阳气不相顺接，便为厥。厥者，手足逆冷者是也。"

释： 厥阴病是阴性病的末期，相当于西医各种原因所致的微循环障碍而出现的休克期或休克前期。《伤寒论》中的第 326 条，虽然也冠以"厥阴之为病"等，但从整个条文中找不出一个"厥"的表现，仲景在《伤寒论》的文章中，只有此一条定义与内容不符。因此，不能以 326 条为厥阴病之提纲，这里采用了具有厥阴病特征的 337 条："凡厥者，阴阳气不相顺接便为厥，厥者，手足逆冷是也。"这条既说出了厥阴证的表现——"手足逆冷"，又说出了厥阴病的形成机理——"阴阳气不相顺接"。即西医学研究微循环障碍的主要原因为血管内弥漫性凝血，形成"短路"，致使动静脉血液不能正常循环，即不能"顺接"，导致了微循环障碍的典型证——"手足逆冷"。所以说 337 条作为《伤寒论》中厥阴病纲领证是恰当的，是可以代表厥阴病的共性的。另外，虚是厥阴病另一方面，"脉微欲绝或无脉"是厥阴病的常见脉，因此，在三部六病中，将厥阴的提纲定为"厥阴病，手足逆冷，脉微欲绝或无脉，或肢节痹痛"。

2. 当归四逆汤证

《伤寒论》351 条："手足厥寒，脉细欲绝者，当归四逆汤主之。"

当归四逆汤

当归 10 克　桂枝 10 克　芍药 10 克　细辛 10 克　炙甘草 6 克　通草 6 克　大枣 10 枚

上药以水 700 毫升，煮取 200 毫升，分温再服。

释： 这一条，文字虽少，但把厥阴病的主要脉证都加以了描述，"手足厥寒"与"手足逆冷"为同一含义，但寒比冷更进一层。"脉细欲绝"是微循环障碍休克期的典型脉。当归四逆汤的命名，不仅说明治病的范围是"四逆"，而且也说明了"当归"在此方中为主导，是主药。

当归的西医学研究较多，具有消除中小动脉血栓、抗凝血和强心的作用。当归一味药具备了现代西医所说用于治疗微循环障碍药物的主要特性。用此方作为基方，治疗雷诺病、脉管炎等有很好的效果。另外，此方对一些冬季常感手足冷的患者，用一两剂即可见效。

3. 桂枝汤证

（1）《伤寒论》12条："太阳中风，阳浮而阴弱。阳浮者，热自发；阴弱者，汗自出。啬啬恶寒，淅淅恶风，翕翕发热，鼻鸣干呕者，桂枝汤主之。"

（2）《伤寒论》13条："太阳病，下之后，其气上冲者，可与桂枝汤，方用前法。若不上冲者，不得与之。"

（3）《伤寒论》24条："太阳病，初服桂枝汤，反烦不解者，先刺风池风府，却与桂枝汤则愈。"

（4）《伤寒论》42条："太阳病，外证未解。脉浮弱者，当以汗解，宜桂枝汤。"

（5）《伤寒论》44条："太阳病，外证未解，不可下也，下之为逆。欲解外者，宜桂枝汤。"

（6）《伤寒论》45条："太阳病，先发汗不解，而复下之，脉浮者，不愈。浮为在外，而反下之，故令不愈。今脉浮，故在外，当须解外则愈，宜桂枝汤。"

（7）《伤寒论》25条："服桂枝汤，大汗出，脉洪大者，与桂枝汤。如前法。"

（8）《伤寒论》54条："病人脏无他病，时发热自汗出，而不愈者，此卫气不和也，先其时发汗则愈，宜桂枝汤。"

（9）《伤寒论》57条："伤寒发汗已解，半日许复烦，脉浮数者，可更发汗，宜桂枝汤。"

（10）《伤寒论》91条："伤寒，医下之，续得下利清谷不止，身疼痛者，急当救里；后身疼痛，清便自调者，急当救表。救里宜四逆汤，救表宜桂枝汤。"

（11）《伤寒论》95条："太阳病，发热汗出者，此为荣弱卫强，故使汗出，欲救邪风者，宜桂枝汤。"

（12）《伤寒论》234条："阳明病，脉迟，微恶寒者，表未解也。可发汗，宜桂枝汤。"

（13）《伤寒论》276条："太阴病，脉浮者，可发汗，宜桂枝汤。"

（14）《伤寒论》387条："吐利止，而身痛不休者，当消息和解其外，宜桂枝汤小和之。"

桂枝汤

桂枝10克　芍药10克　炙甘草6克　生姜10克　大枣4枚

上药以水500毫升，煮取200毫升，温服，一次服，取微似有汗为佳，不差，更服。

释： 桂枝汤证是一个表虚证，桂枝汤又是一个热补剂，虚应属阴的范畴，此病位在表，所以划入表部阴证——厥阴病范畴。这样使临床表现与治疗原则成为统一体。综观桂枝汤证的条文，桂枝汤的主要证有三方面，即表虚的"自汗出"，表寒的"身疼痛"及反映虚证特征的"浮弱"脉。这三大证"自汗出、身疼痛、脉弱"是桂枝汤的主要使用指征。这三证，不必全具，但有一证也可应用。关于桂枝汤证中每条的文字解，注家很多，参阅理解便可。另外，当归四逆汤中也寓含着桂枝汤，说明了两方证有本质上的一致性。阳明病是不能用桂枝汤的，必须牢记。

4.桂枝甘草汤证

《伤寒论》64条："发汗过多，其人叉手自冒心，心下悸欲得按者，桂枝甘草汤主之。"

桂枝甘草汤

桂枝12克　炙甘草6克

上药以水300毫升，煮取100毫升，一次服。

释： 本条是由于发汗过多而致，属表虚证。桂枝有两大作用，一为镇痛，二为强心，本处采用了桂枝的后一种作用。

（三）部病

葛根汤证

1.《伤寒论》31条："太阳病，项背强痛，无汗恶风，葛根汤主之。"

2.《伤寒论》32条："太阳与阳明合病，必自下利，葛根汤主之。"

葛根汤

葛根12克　麻黄10克　桂枝6克　生姜10克　炙甘草6克　芍药6克　大枣4枚

上药以水500毫升，煮取200毫升，一次服。

释：葛根汤是由桂枝汤加葛根与麻黄组成的，因此具备了治疗表部阴阳两性病的作用。从这两条仅能看到葛根汤的部分作用，在临床中，葛根汤的治病范围很广，发热恶寒与身疼痛是常见之证。在日本，葛根汤是治疗外感证的专剂。我们在临床中也多用此方。此方若加石膏30克，在运用上更加稳妥，且疗效更好。

（四）合病、合证

1. 麻黄汤证

（1）《伤寒论》35条："太阳病，头痛发热，身疼腰痛，骨节疼痛，恶风无汗而喘者，麻黄汤主之。"

（2）《伤寒论》36条："太阳与阳明合病，喘而胸满者，不可下，宜麻黄汤。"

（3）《伤寒论》37条："太阳病，十日已去，脉浮细而嗜卧者，外已解也，设胸满胁痛者，与小柴胡汤，脉但浮者，与麻黄汤。"

（4）《伤寒论》46条："太阳病，脉浮紧，无汗发热，身疼痛，八九日不解，表证仍在，此当发其汗，服药已微除，其人发烦目瞑，剧者必衄，衄乃解，所以然者，阳气重故也，麻黄汤主之。"

（5）《伤寒论》51条："脉浮者，病在表，可发汗，宜麻黄汤。"

（6）《伤寒论》52条："脉浮而数者，可发汗，宜麻黄汤。"

（7）《伤寒论》55条："伤寒脉浮紧，不发汗，因致衄者，麻黄汤

主之。"

（8）《伤寒论》232 条："脉但浮，无余证者，与麻黄汤；若不尿，腹满加哕者，不治。"

（9）《伤寒论》235 条："阳明病，脉浮，无汗而喘者，发汗则愈，宜麻黄汤。"

麻黄汤

麻黄 10 克　桂枝 6 克　炙甘草 3 克　杏仁 15 克

上药以水 300 毫升，煮取 150 毫升，一次服。

释：麻黄汤证是以表实与表寒为主要特征的合证，在外感初期可以见到，常为一过性的，所以临床医生很少见到此证，时间稍长，则多转为太阳病。麻黄汤有很强的发汗与定喘作用，对支气管哮喘患者也多有疗效。

2. 大青龙汤证

（1）《伤寒论》38 条："太阳中风，脉浮紧，发热恶寒，身疼痛，不汗出而烦躁者，大青龙汤主之。若脉微弱，汗出恶风者，不可服之；服之则厥逆，筋惕肉𥆧，此为逆也。"

（2）《伤寒论》39 条："伤寒脉浮缓，身不疼，但重，乍有轻时，无少阴证者，大青龙汤主之。"

大青龙汤

麻黄 18 克　桂枝 6 克　炙甘草 6 克　杏仁 12 克　生姜 10 克　大枣 10 枚　石膏 60 克

上药以水 500 毫升，煮取 200 毫升，一次服。

释：大青龙汤也为表实、表寒的合证，所谓表寒是汗腺由于病邪（致病因子）的作用处于高度关闭状态和皮肤毛细血管痉挛致表部缺血而恶寒，虽然体内温度不断增加，但仍感恶寒；病邪不能外泄，则身疼痛更加严重。大青龙汤证在斑疹伤寒流行时常可以见到（西药用氯霉素与四环素有特效，一般 24 小时内体温降至正常）。

另外，大青龙汤发汗力强，治寒邪束表身痒的无汗症有奇效。曾遇一人，冬季军训过冰河，引起下肢无汗，奇痒。治三年无效，用大青龙汤三剂汗出而解。

3. 小青龙汤证

（1）《伤寒论》40条："伤寒表不解，心下有水气，干呕，发热而咳，或渴，或利，或噎，或小便不利，少腹满，或喘者，小青龙汤主之。"

（2）《伤寒论》41条："伤寒心下有水气，咳而微喘，发热不渴，服汤已，渴者，此寒去欲解也，小青龙汤主之。"

小青龙汤

麻黄10克　桂枝10克　芍药10克　炙甘草10克　细辛10克半夏15克　五味子15克　干姜10克

上药以水500毫升，煮取200毫升，分温再服。

释：小青龙汤对治疗急、慢性支气管炎，支气管哮喘有特效。特别对于分泌过盛引起咳泡沫样痰的患者，疗效更为突出。日本医生尤其推崇此方，此方对顽固感染引起的喘鸣有非常好的效果。本方证为太阳与太阴合证，即肺部感染同时合并消化道的分泌过盛，也即"心下有水气"。以干姜温中而驱"水气"。一般哮喘患者的白细胞中 C-AMP/C-GMP 的比值低于正常，而用小青龙汤后，能使这一比值上升，说明支气管的 β 受体受刺激，引起支气管扩张而哮喘缓解。

4. 葛根黄芩黄连汤证

（1）《伤寒论》34条："太阳病，桂枝证，医反下之，利遂不止，脉促者，表未解也，喘而汗出者，葛根黄芩黄连汤主之。"

葛根黄芩黄连汤

葛根15克　炙甘草6克　黄芩10克　黄连10克

上药以水400毫升，煮取150毫升，一次服。

释：葛根芩连汤证可用于胃肠型感冒患者，或用于胃肠炎出现的神经系统症状（头痛），本方的主要作用为解肌清热，常用于夏季急性肠炎等病。

5. 甘草附子汤证

《伤寒论》175条："风湿相搏，骨节疼烦，掣痛不得屈伸，近之则痛剧，汗出短气，小便不利，恶风不欲去衣，或身微肿者，甘草附子汤

主之。"

甘草附子汤

炙甘草 6 克　附子 10 克　白术 6 克　桂枝 12 克

上药以水 300 毫升，煮取 150 毫升，一次服。

释：本证为风湿性关节炎发作期的典型表现，骨节疼痛的程度是很重的，从"掣痛不得屈伸，近之则痛剧"可以想象到患者的苦楚状态。"汗出短气"是由于疼痛造成的。本方以桂枝甘草汤为基方，附子协助桂枝而镇痛，白术有祛湿作用。本方镇痛作用尚可。

6. 桂枝附子汤证

《伤寒论》174 条："伤寒八九日，风湿相搏，身体疼烦，不能自转侧，不呕不渴，脉浮虚而涩者，桂枝附子汤主之。"

桂枝附子汤

桂枝 12 克　附子 10 克　生姜 10 克　大枣 4 枚　炙甘草 6 克

上药以水 500 毫升，煮取 200 毫升，分温三服。

释：本证也为风湿病，较甘草附子汤证为重，病人已"不能自转侧"，而且出现了"脉浮虚而涩"的少阴症状。本证为厥阴与少阴合证。

7. 桂枝二越婢一汤证

《伤寒论》27 条："太阳病，发热恶寒，热多寒少，脉微弱者，此无阳也，不可发汗，宜桂枝二越婢一汤。"

桂枝二越婢一汤

桂枝 10 克　芍药 10 克　麻黄 10 克　炙甘草 10 克　大枣 4 枚　生姜 10 克　石膏 20 克

上药以水 500 毫升，煮取 150 毫升，分温再服。

释：这为太阳与厥阴的合病证，此时体弱病微，故以小发汗法解之。

8. 桂枝麻黄各半汤证

《伤寒论》23 条："太阳病，得之八九日，如疟状，发热恶寒，热多寒少，其人不呕，清便欲自可，一日二三度发，脉微缓者，为欲愈也；脉微而恶寒者，此阴阳俱虚，不可更发汗，更下，更吐也；面色反有热色者，未欲解也，以其不能得小汗出，身必痒，宜桂枝麻黄各半汤。"

桂枝麻黄各半汤

桂枝 5 克　芍药 3 克　生姜 3 克　炙甘草 3 克　麻黄 3 克　大枣 4 枚　杏仁 5 克

以水 300 毫升，煮取 150 毫升，分温再服。

释： 23 条为一个夹叙夹议文，中间还采用了插叙的笔法，论述了一个病症的演变过程与现状。现分析如下：

原病：太阳病。

病程：得之八九日。

现状：如疟状，一日二三度发，发热恶寒，热多寒少，其人不呕，清便欲自可，脉微，面色反有热色，不能得小汗出，身必痒。

病机分析：从"脉微缓者"预测"为欲愈也"；从"脉微而恶寒者"定为"此阴阳俱虚"，因此，"不可更下，更发汗，更吐也"；由"不可更"可知造成"阴阳俱虚"的原因为"汗、下、吐"。应做何治疗？"宜桂枝麻黄各半汤"。本汤是取二汤各三分之一而组成，桂枝汤与麻黄汤在新方中比例是 1∶1，非原方量的一半。

从对这条的分析，便知张仲景不仅医术高超，而且文章也非常精妙。

9. 桂枝二麻黄一汤证

《伤寒论》25 条："……若形似疟，一日再发者，汗出必解，宜桂枝二麻黄一汤。"

桂枝二麻黄一汤

桂枝 5 克　芍药 4 克　麻黄 2 克　生姜 4 克　杏仁 4 克　炙甘草 3 克　大枣 5 枚

上药以水 300 毫升，煮取 150 毫升，分温再服。

本证是承 23 条而言，两方之应用差别在于：如"疟状"的发作是"一日二三度发"还是"一日再发"。

桂枝二麻黄一汤是取桂枝汤之十二分之五，麻黄汤之九分之二，即（15/36）∶（8/36），近似为 2∶1。

以上两方，均为小发汗法，治体弱病微之外感病证。

10. 桂枝去芍药加蜀漆牡蛎龙骨救逆汤证

《伤寒论》112 条："伤寒脉浮，医以火迫劫之。亡阳，必惊狂，卧起不安者，桂枝去芍药加蜀漆牡蛎龙骨救逆汤主之。"

桂枝去芍药加蜀漆牡蛎龙骨救逆汤

桂枝 10 克　炙甘草 6 克　生姜 10 克　大枣 12 枚　牡蛎 15 克　蜀漆 10 克　龙骨 12 克

上药以水 500 毫升，煮取 200 毫升，分温再服。

释： 本证也为如症状，除条文述证外，当有"发热恶寒，脉促胸满"之证。曾治一铁路职工路仲德，症状为半月来发热恶寒，一日数发，身疼痛，脉促，胸满，心悸，烦躁，初诊时，处以小柴胡汤，患者走后，始悟为该方证，停两日再来诊，症状未变，遂用此方，两剂而愈。本方也可试用于疟疾患者。

11. 去桂加白术汤证

《伤寒论》174 条："……若其人大便硬，小便自利者，去桂加白术汤主之。"

去桂加白术汤

附子 10 克　白术 12 克　生姜 10 克　炙甘草 6 克　大枣 4 枚

上药以水 500 毫升，煮取 200 毫升，分温再服。

释： 本条承桂枝附子汤而言，此处的"大便硬"当为"大便溏"，否则，不得去桂加白术。

12. 麻黄连翘赤小豆汤证

《伤寒论》262 条："伤寒瘀热在里，身必黄，麻黄连翘赤小豆汤主之。"

麻黄连翘赤小豆汤

麻黄 6 克　连翘 6 克　杏仁 5 克　赤小豆 30 克　大枣 4 枚　生姜 6 克　炙甘草 6 克　生梓白皮 30 克

上药以水 500 毫升，煮取 200 毫升，分温再服。

释： 本方证是一个急性肝炎的表现，但叙述太简，难以应用，本方证的真正证为《伤寒论》98条。98条貌似柴胡证，实非柴胡证，故"与柴胡汤后必下重"和"柴胡不中与也"，应为下列叙证："得病六七日，脉迟浮弱，手足温，医二三下之，不能食，而胁下满痛，面目及身黄，颈项强，小便难，渴欲饮水而呕，食谷者哕，与柴胡汤后必下重，柴胡不中与也。"

麻黄、连翘、杏仁发汗而解表，赤小豆、生梓白皮清热而利小便，生姜温中而止呕。

13. 麻黄细辛附子汤证

《伤寒论》301条："少阴病，始得之，反发热，脉沉者，麻黄细辛附子汤主之。"

麻黄细辛附子汤

麻黄6克　细辛6克　附子5克

上药以水300毫升，煮取100毫升，一次服。

释：本方为体弱之人的外感证，"脉沉"说明病在里，主虚寒，不应发热，今有发热，故称为"反发热"。

14. 麻黄附子甘草汤证

《伤寒论》302条："少阴病，得之二三日，麻黄附子甘草汤微发汗，以二三日无证，故微发汗也。"

麻黄附子甘草汤

麻黄6克　炙甘草5克　附子5克

上药以水300毫升，煮取100毫升，一次服。

本证与上证相同，差别在于上方证为"始得之"，本方证为"得之二三日"，两方均为微发汗法，较"小发汗"更弱，实为强心而解表。

15. 麻黄升麻汤证

《伤寒论》357条："伤寒六七日，大下后，寸脉沉而迟，手足厥逆，下部脉不至，咽喉不利，唾脓血，泄利不止者，为难治，麻黄升麻汤主之。"

麻黄升麻汤

麻黄7克　升麻4克　当归4克　知母6克　黄芩6克　葳蕤6克

芍药 4 克　天门冬 4 克　桂枝 4 克　茯苓 6 克　炙甘草 4 克　石膏 12 克　白术 6 克　干姜 6 克

上药以水 500 毫升，煮取 200 毫升，分温再服。

释：本方证是一个复杂而危重的病证，可能为化脓性扁桃体炎或白喉之类，误用大下法造成了"寸脉沉而迟，手足厥逆，下部脉不至，泄利不止"的三阴合证与"咽喉不利，唾脓血"的原太阳少阳合证，因此断为"难治"，本方蕴含有"当归四逆汤""桂枝汤""麻黄汤""建中汤""白虎汤"的精髓，为复合性方剂。

（五）兼证

1. 桂枝加葛根汤证

《伤寒论》14 条："太阳病，项背强几几，反汗出恶风者，桂枝加葛根汤主之。"

桂枝加葛根汤

葛根 12 克　麻黄 10 克　芍药 6 克　生姜 10 克　炙甘草 6 克　大枣 4 枚　桂枝 6 克

上药以水 700 毫升，煮取 200 毫升，分温再服。

释：此为桂枝汤证增加了"项背强几几"的葛根证，本质仍为厥阴病的桂枝证，此处方中应无麻黄。

2. 桂枝加厚朴杏子汤证

（1）《伤寒论》18 条："喘家作，桂枝汤加厚朴杏子佳。"

（2）《伤寒论》43 条："太阳病，下之微喘者，表未解故也，桂枝加厚朴杏子汤主之。"

桂枝加厚朴杏子汤

桂枝 10 克　芍药 10 克　生姜 10 克　炙甘草 6 克　大枣 12 枚　厚朴 6 克　杏仁 5 克

上药以水 500 毫升，煮取 200 毫升，分温再服。

释：18 与 43 两条，说明了本方治咳喘病有很好的效果，18 条为哮喘患者的再发作，而 43 条为急性支气管炎患者的表现。

3. 桂枝加附子汤证

《伤寒论》20条："太阳病，发汗，遂漏不止，其人恶风，小便难，四肢微急，难以屈伸者，桂枝加附子汤主之。"

桂枝加附子汤

桂枝10克　芍药10克　生姜10克　炙甘草10克　大枣4枚（破）　附子5克

上药以水500毫升，煮取200毫升，分温再服。

释：本证为桂枝汤证的重型，由于汗出太多而引起血容量不足，出现了"小便难、四肢微急、难以屈伸"，故加附子增强其方的温补性。曾遇一患者郭某，32岁，夏日外感后行床，出现汗下如雨，围被而坐，见风则呼冷，脉浮涩，授以此方一剂汗止，三剂病愈。

4. 桂枝去芍药汤证

《伤寒论》21条："太阳病，下之后，脉促胸满者，桂枝去芍药汤主之。"

桂枝去芍药汤

桂枝10克　炙甘草6克　生姜10克　大枣12枚

上药以水300毫升，煮取100毫升，一次服。

释：本证为桂枝汤证，下后出现了"脉促胸满"而去芍药，说明该药对"脉促胸满"一证不仅无治疗作用，而且可能加重此证，所以去之。

5. 桂枝去芍药加附子汤证

《伤寒论》22条："若微寒者，桂枝去芍药加附子汤主之。"

桂枝去芍药加附子汤

桂枝10克　炙甘草6克　生姜10克　大枣4枚　附子5克

上药以水300毫升，煮取100毫升，一次服。

释：本证承上条而言，但较之为重，增加了"微寒"，故加附子。

6. 葛根加半夏汤证

《伤寒论》33条："太阳与阳明合病，不下利但呕者，葛根加半夏汤主之。"

葛根加半夏汤

桂枝 6 克　芍药 6 克　炙甘草 6 克　生姜 6 克　大枣 4 枚　葛根 12 克　麻黄 10 克　半夏 15 克

上药以水 500 毫升，煮取 200 毫升，分温再服。

释：本方证为葛根汤证增加了"呕"，故加半夏，葛根汤中有生姜，与半夏组成了小半夏汤之意，对呕吐有很好治疗作用。

7. 桂枝加芍药生姜各一两人参三两新加汤证

《伤寒论》62 条："发汗后，身疼痛，脉沉迟者，桂枝加芍药生姜各一两、人参三两新加汤主之。"

桂枝加芍药生姜各一两人参三两新加汤

桂枝 6 克　芍药 12 克　炙甘草 6 克　生姜 12 克　大枣 4 枚　人参 10 克

上药以水 500 毫升，煮取 200 毫升，分温再服。

释：本条说明发汗后桂枝汤证仍在，而出现了"脉沉迟"的太阴与少阴证，因而加芍药、生姜和人参。但以少阴证为重，所以人参为三两。

8. 桂枝甘草龙骨牡蛎汤证

《伤寒论》118 条："火逆下之，因烧针烦躁者，桂枝甘草龙骨牡蛎汤主之。"

桂枝甘草龙骨牡蛎汤

桂枝 3 克　炙甘草 6 克　牡蛎 6 克　龙骨 6 克

上药以水 300 毫升，煮取 100 毫升，一次服。

释：本方以桂枝甘草汤为基方加龙骨、牡蛎，增加其镇静止烦的作用。

9. 桂枝加桂汤证

《伤寒论》117 条："烧针令其汗，针处被寒，核起而赤者，必发奔豚，气从少腹上冲心者，灸其核上各一壮，与桂枝加桂汤，更加桂二两也。"

桂枝加桂汤

桂枝 15 克　芍药 10 克　生姜 10 克　炙甘草 6 克　大枣 4 枚

上药以水 300 毫升，煮取 100 毫升，一次服。

释：本条说明病证的转化，出现了因寒而致的"奔豚症"，所以加桂枝二两，以增加其热性，热增而寒消。

10. 当归四逆加吴茱萸生姜汤证

《伤寒论》352 条："若其人内有久寒者，宜当归四逆加吴茱萸生姜汤。"

当归四逆加吴茱萸生姜汤

当归 10 克　芍药 10 克　炙甘草 6 克　通草 6 克　桂枝 10 克　细辛 10 克　生姜 15 克　吴茱萸 10 克　大枣 10 枚

上药以水 500 毫升，煮取 200 毫升，分温再服。

释：本证厥阴病兼太阴证，证应为"手足厥冷，脉微，呕而吐涎沫者，当归四逆加吴茱萸生姜汤主之"。

二、中部病辨证

中部又称半表半里部，少阳病为中部阳性病的总称。在《伤寒论》原文中共有 10 条，主方是小柴胡汤。少阳病为纯阳之证，处于表里之间，非汗、下之法能解，只有清法才能清除热邪。小柴胡汤为和剂，治阴阳互杂之证。此处将凡是应用清法的方证均归属少阳病类，使其在统一的治则下论治；不少学者认为少阴病就是心病。心居表里之间，与少阳病同一部位，因此，把少阴病划入中部阴证病类。

（一）少阳病

1. 纲领证

《伤寒论》263 条："少阳之为病，口苦，咽干，目眩也。"

释：本条是少阳病的纲领证，但仅凭此三证不能定为少阳病，阳明病也时常有之。如 189 条就有"口苦咽干"，因此，必须有其他证作为辨少阳病的标准。在三部六病中，把少阳病的纲领证定为"少阳病，心中热烦，胸满，身热或往来寒热，咽干，口苦，小便黄赤"。这样就能全面地反映了少阳病的特征。

2. 白虎汤证

（1）《伤寒论》219条："三阳合病，腹满身重，难以转侧，口不仁，面垢，谵语遗尿，发汗则谵语，下之则额上生汗，手足逆冷，若自汗出者，白虎汤主之。"

（2）《伤寒论》176条："伤寒脉浮滑，此以表有热，里有寒，白虎汤主之。"

（3）《伤寒论》350条："伤寒脉滑而厥者，里有热，白虎汤主之。"

白虎汤

知母18克　石膏30克　炙甘草6克　粳米30克

上药以水500毫升，煮取200毫升，分温再服。

释：219条为少阳病表现，此病在乙脑流行期常见。白虎汤为重寒之剂，对热性病有很好的作用。另外，白虎汤对滑脉性出血疾患也有很好的止血效果，如功能性子宫出血、鼻衄等。176条的叙证"里有寒"当为"里有热"，里寒是不能用白虎汤的，以350条"里有热"，也可以看出此条的"里有寒"是错误的。350条为一个真阳假阴证，是热极似寒。脉滑是热的表现，真厥阴病是不会出现"脉滑"的，只能是"脉微欲绝"或"无脉"。

3. 栀子豉汤证

（1）《伤寒论》76条："发汗后，水药不得入口为逆，若更发汗，必吐下不止，发汗吐下后，虚烦不得眠，若剧者，必反复颠倒，心中懊憹，栀子豉汤主之……"

（2）《伤寒论》77条："发汗若下之，而烦热，胸中窒者，栀子豉汤主之。"

（3）《伤寒论》78条："伤寒五六日，大下之后，身热不去，心中结痛者，未欲解也，栀子豉汤主之。"

（4）《伤寒论》221条："阳明病，脉浮而紧，咽燥口苦，腹满而喘，发热汗出，不恶寒，反恶热，身重，若发汗则躁，心愦愦反谵语；若加温针，心怵惕烦躁不得眠；若下之，则胃中空虚，客气动膈，心中懊恼，舌上胎者，栀子豉汤主之。"

（5）《伤寒论》228条："阳明病，下之，其外有热，手足温，不结胸，心中懊恼不能食，但头汗出者，栀子豉汤主之。"

（6）《伤寒论》375条："下利后更烦，按之心下濡者，为虚烦也，宜栀子豉汤。"

栀子豉汤

栀子15克　香豉10克

上药以水300毫升，煮取100毫升，一次服。

释： 栀子豉汤证主要为"烦"，从76、77条可以看到"烦"的程度是很严重的。所以用栀子豉汤清热而除烦。

4.栀子柏皮汤证

《伤寒论》261条："伤寒身黄发热，栀子柏皮汤主之。"

栀子柏皮汤

栀子6克　炙甘草3克　黄柏6克

上药以水300毫升，煮取100毫升，一次服。

释： 该证为一个急性黄疸性肝炎病人，无明显的消化道症状，若有恶心、呕吐、厌食时，还是用茵陈蒿汤合小柴胡汤为佳。

5.黄连阿胶汤证

《伤寒论》303条："少阴病，得之二三日以上，心中烦，不得卧，黄连阿胶汤主之。"

黄连阿胶汤

黄连15克　黄芩6克　芍药6克　鸡子黄2枚　阿胶10克

上药以水500毫升，煮取200毫升，纳胶烊尽，分温再服。

释： 本条"少阴病"当为"少阳病"，这里的"心中烦"是"热烦"，故以苦寒之品清热、滋阴而除烦。温病学家的大小定风珠由此化裁而来，治热病抽风多有良效，说明本方对热病引起的精神神经症状有特殊疗效。曾用此方治一黑皮病患者，每日午后发热，心烦不安，渐致面部皮肤变成黑色，用此方治10余天后痊愈。日本有人报道用此方治寻常银屑病也获甚效。

6. 猪苓汤证

（1）《伤寒论》319条："少阴病，下利六七日，咳而呕渴，心烦不得眠者，猪苓汤主之。"

（2）《伤寒论》223条："若脉浮发热，渴欲饮水，小便不利者，猪苓汤主之。"

猪苓汤

猪苓10克 茯苓10克 阿胶10克 泽泻10克 滑石10克

上药以水500毫升，煮取200毫升，纳胶烊尽，分温再服。

释：猪苓汤有清热利尿作用，对尿路感染性疾患有很好的疗效。猪苓汤在日本研究较详细，不破坏水盐代谢而有利尿作用，对慢性肾功能不全的大白鼠的血浆中K^+、Ca^{2+}、M^{2+}浓度升高者，使之下降；有改善代谢性酸中毒的作用，服药后尿素氮、肌酐明显降低。猪苓汤用于特发性浮肿，使浮肿改善，同时降低血管紧张肽原酶-血管紧张素-醛固酮系的含量，血压与血钙无明显变化。另外，在实践中发现，猪苓汤对血尿有很好的止血疗效。血尿其中一种原因为癌，而近年研究发现猪苓有抗癌作用。

7. 芍药甘草汤证

《伤寒论》29条："伤寒脉浮，自汗出，小便数，心烦，微恶寒，脚挛急。反与桂枝欲攻其表，此误也，得之便厥，咽中干，烦躁吐逆者，作甘草干姜汤与之，以复其阳。若厥愈足温者，更作芍药甘草汤与之，其脚即伸；若胃气不和谵语者，少与调胃承气汤；若重发汗，复加烧针者，四逆汤主之。"

芍药甘草汤

芍药15克 炙甘草15克

上药以水300毫升，煮取100毫升，一次服。

释：29条叙述了一个芍药甘草汤证的误治经过，该条采用了夹叙夹议、伏笔、补笔的写作方法，原文若改为下列顺序可能容易理解："伤寒脉浮，自汗出，小便数，心烦，微恶寒，脚挛急，作芍药甘草汤与之，其脚即伸；若反与桂枝，欲攻其表，此误也，得之便厥，咽中干、烦躁、吐逆者，作甘草干姜汤与之，以复其阳，厥愈足温；若胃气不和，谵语者，少与调胃承气汤；若重发汗复加烧针者，四逆汤主之。"

芍药甘草汤不仅能解横纹肌痉挛，而且也能治平滑肌痉挛。所以桂枝加芍药汤治腹痛就是此理。另外，芍药对心肌也有使之松弛作用，故在遇有"脉促胸满"证者应去芍药为宜。日本有研究表明，该汤能抑制肌肉小型终板电位，而使骨骼肌松弛。另外还作用于脑垂体前叶，使多巴胺浓度降低。

8. 甘草汤证

《伤寒论》311 条："少阴病，二三日咽痛者，可与甘草汤。"

甘草汤

甘草 6 克

上药以水 200 毫升，煮取 70 毫升，顿服。

释：本证为一少阳病的最轻证，也是一个最简单的证，甘草有清热润喉之功，外用内服均有功效。

9. 桔梗汤证

《伤寒论》311 条："……不差者，与桔梗汤。"

桔梗汤

桔梗 3 克　甘草 6 克

上药以水 200 毫升，煮取 80 毫升，顿服。

释：桔梗汤证与甘草汤证相同，但较后者为重，故先以甘草汤，不差，再与桔梗汤。《别录》载其疗喉咽痛。桔梗汤大剂量治疗肺脓肿有良效，可以促进脓的排出。

10. 苦酒汤证

《伤寒论》312 条："少阴病，咽中伤生疮，不能语言，声不出，苦酒汤主之。"

苦酒汤

半夏 5 克　鸡子 1 枚去黄，内上苦酒于蛋壳中

上二味，内半夏苦酒中，以鸡子壳置刀环中，安火上，令三沸，去

滓，少少与含咽之，不差，更作三剂。

释： 苦酒即为醋，本方疗效尚难定论，如为咽中伤生疮，还是用三部六病的清喉汤效果为好。

11. 枳实栀子汤证

《伤寒论》393条："大病差后，劳复烦热者，枳实栀子汤主之。"

枳实栀子汤

枳实5克　栀子7克　豆豉3克

上药以水300毫升，煮取100毫升，顿服。

释： 此方仍为除烦热，是栀子豉汤的基本作用。曾用此方代烧裈散治疗阴阳易之病获得较好效果。

12. 牡蛎泽泻散证

《伤寒论》394条："大病差后，从腰以下有水气者，牡蛎泽泻散主之。"

牡蛎泽泻散

牡蛎　泽泻　蜀漆　葶苈子　商陆根　海藻　栝楼根

上药各等份，为散，每服10克，白水送服。

释： 本方有利尿作用，对浮肿病人有效。

（二）少阴病

1. 纲领证

《伤寒论》281条："少阴之为病，脉微细，但欲寐也。"

释： 本条为少阴病的纲领证，但由于叙证太简，所以在三部六病中，将少阴病的纲领证改为"心动悸，背恶寒，短气，或脉微细，但欲寐"，这就突出了病变的中心在心脏。心机能的不足是少阴病的共性，"脉微细，但欲寐"仅是一种表现而已。

2. 附子汤证

（1）《伤寒论》304条："少阴病得之一二日，口中和，其背恶寒者，当灸之，附子汤主之。"

（2）《伤寒论》305条："少阴病，身体痛，手足寒，骨节痛，脉沉者，附子汤主之。"

附子汤

附子 10 克　茯苓 10 克　人参 6 克　白术 12 克　芍药 10 克

上药以水 500 毫升，煮取 200 毫升，分温再服。

释：附子汤有温阳强心解痛之功，与三部六病中的少阴病主方——人参附子汤功效相近。对心机能衰减者，有明显的强心作用。人参与附子是本方的主药，关于人参与附子的研究报道很多，是目前中西医研究的重点药物。人参、附子的强心作用，在抗休克治疗中是普遍承认的。

3. 炙甘草汤证

《伤寒论》177 条："伤寒脉结代，心动悸，炙甘草汤主之。"

炙甘草汤

炙甘草 12 克　生姜 10 克　人参 6 克　生地黄 30 克　桂枝 10 克
阿胶 6 克　麦门冬 15 克　麻仁 15 克　大枣 30 枚

上药以水 500 毫升，清酒 500 毫升，煮取 300 毫升，分温三服，日三服。

释：炙甘草汤的主要作用为改善心脏的传导系统，对恢复正常心律有很好的作用。本方对病窦综合征、结性逸搏有较好的疗效。本方用水酒作溶剂，是保证功效的重要方面。

（三）部病

小柴胡汤证

1.《伤寒论》37 条："太阳病，十日以去，脉浮细而嗜卧者，外已解也。设胸满胁痛者，与小柴胡汤……"

2.《伤寒论》96 条："伤寒五六日中风，往来寒热，胸胁苦满，嘿嘿不欲饮食，心烦喜呕，或胸中烦而不呕，或渴，或腹中痛，或胁下痞硬，或心下悸，小便不利，或不渴，身有微热，或咳者，小柴胡汤主之。"

3.《伤寒论》97 条："血弱气尽，腠理开，邪气因入，与正气相搏，结于胁下，正邪分争，往来寒热，休作有时，嘿嘿不欲饮食，脏腑相连，其痛必下，邪高痛下，故使呕也，小柴胡汤主之，服柴胡汤已，渴者属阳明，以法治之。"

4.《伤寒论》99 条："伤寒四五日，身热恶风，颈项强，胁下满，手足温而渴者，小柴胡汤主之。"

5.《伤寒论》144 条："妇人中风，七八日续得寒热，发作有时，经水适断者。此为热入血室，其血必结，故使如疟状，发作有时，小柴胡汤主之。"

6.《伤寒论》229 条："阳明病，发潮热，大便溏，小便自可，胸胁满不去者，与小柴胡汤。"

7.《伤寒论》230 条："阳明病，胁下硬满，不大便而呕，舌上白苔者，可与小柴胡汤，上焦得通，津液得下，胃气因和，身濈然汗出而解。"

8.《伤寒论》231 条："阳明中风，脉弦浮大而短气，腹都满，胁下及心痛，久按之气不通，鼻干不得汗，嗜卧，一身及目悉黄，小便难，有潮热，时时哕，耳前后肿，刺之小差，外不解，病过十日。脉续浮者，与小柴胡汤。"

9.《伤寒论》266 条："本太阳病不解，转入少阳者，胁下硬满，干呕不能食。往来寒热，尚未吐下，脉沉紧者，与小柴胡汤。"

10.《伤寒论》379 条："呕而发热者，小柴胡汤主之。"

11.《伤寒论》394 条："伤寒差以后，更发热，小柴胡汤主之，脉浮者，以汗解之，脉沉实者，以下解之。"

12.《伤寒论》148 条："伤寒五六日，头汗出，微恶寒，手足冷，心下满，口不欲食，大便硬，脉细者，此为阳微结，必有表。复有里也。脉沉亦在里也，汗出，为阳微。假令纯阴结，不得复有外证，悉入在里，此为半在里半在外也。脉虽沉紧，不得为少阴病。所以然者，阴不得有汗，今头汗出，故知非少阴也，可与小柴胡汤；设不了了者，得屎而解。"

小柴胡汤

柴胡 24 克　黄芩 10 克　人参 10 克　半夏 15 克　甘草 10 克　生

姜10克　大枣4枚

上药以水500毫升，煮取200毫升，去渣再煎，分温再服。

释：小柴胡证在《伤寒论》中占篇幅很大，病证的表现形式也很多。小柴胡汤的组成是寒热之药共存、补泻之味均有的和剂。而应用范围也为寒、热、虚、实杂见的复杂证候，传统医家均推小柴胡汤为和剂之首，起调和阴阳的作用，因此，小柴胡汤不能作为纯阳之证的少阳病的方剂，而只能作为阴阳互杂之证的治疗方剂。小柴胡汤的应用面很广，古今中医和日本汉医，可能无人不曾使用过此方，无人不对小柴胡汤的疗效称奇。凡在临床上难辨之证，运用小柴胡汤，都会取得疗效。日本学者对小柴胡汤的研究较为详细，发现小柴胡汤的作用为全身性的，对机体是一种良性作用，尤其对肝疾患有特殊的疗效。另外，对肾病和癌症的治疗，也常用之。三部六病的协调疗法正是以化裁的小柴胡汤作基方，又结合每一局部的特性而制定的。这一方剂的使用不仅使疗效提高，而且可以长期服用，显示了双向调控性。

（四）合病、合证

1. 栀子厚朴汤证

《伤寒论》79条："伤寒下后，心烦腹满，卧起不安者，栀子厚朴汤主之。"

栀子厚朴汤

栀子5克　厚朴12克　枳实6克

上药以水300毫升，煮取100毫升，顿服。

释：本条为少阳与太阴合证，以栀子清热除烦，枳实厚朴温中消满。本证是少阳病误下引起消化机能减退，导致了腹胀。

2. 栀子干姜汤证

《伤寒论》80条："伤寒，医以丸药大下之，身热不去，微烦者，栀子干姜汤主之。"

栀子干姜汤

栀子5克　干姜6克

上药以水 200 毫升，煮取 70 毫升，顿服。

释： 这条与 79 条本质相同，均为少阳与太阴合证，在这里证的表现应有"便溏"或"腹中冷痛"，故以干姜温之。

3. 干姜附子汤证

《伤寒论》61 条："下之后，复发汗，昼日烦躁不得眠，夜而安静，不呕不渴，无表证，脉沉微，身无大热者，干姜附子汤主之。"

干姜附子汤

干姜 3 克　附子 5 克

上药以水 200 毫升，煮取 70 毫升，顿服。

释： 本条的叙证应为："下之后，复发汗，昼日安静，夜而烦躁不得眠，不呕不渴，无表证，脉沉微，身无大热者，干姜附子汤主之。"

如果一个人夜而安静可以很好地休息，那么就无所谓昼日烦躁不得眠。此证以少阴病为主的少阴太阴合证。"脉沉微"，说明心机能处于衰竭状态，故以附子、干姜大热之品温阳强心。此患者常有在夜间猝死的情况。

4. 真武汤证

（1）《伤寒论》82 条："太阳病发汗，汗出不解，其人仍发热，心下悸，头眩身瞤动，振振欲擗地者，真武汤主之。"

（2）《伤寒论》316 条："少阴病，二三日不已，至四五日，腹痛，小便不利，四肢沉重疼痛，自下利者，此为有水气，其人或咳，或小便利，或下利，或呕者，真武汤主之。"

真武汤

茯苓 10 克　白芍 10 克　白术 6 克　生姜 10 克　附子 5 克

上药以水 500 毫升，煮取 200 毫升，分温再服。

释： 真武汤证为少阴与太阴合证。82 条主要表现是少阴证，为发汗后病人体质更弱。引起血容量明显不足，致脑供血也欠佳，故有"心下悸，头眩身瞤动，振振欲擗地"的虚脱表现。316 条主要表现为太阴证，这说明真武汤对少阴病和太阴病均有很好的作用。真武汤对心力衰竭合并消化道症状的患者有明显的效果，也为临床医师多用的方剂之一。

5. 柴胡桂枝汤证

《伤寒论》146 条："伤寒六七日，发热微恶寒，支节烦痛，微呕，心下支结，外证未去者，柴胡桂枝汤主之。"

柴胡桂枝汤

桂枝 10 克　黄芩 45 克　人参 45 克　炙甘草 3 克　半夏 10 克　芍药 45 克　大枣 6 枚　生姜 5 克　柴胡 12 克

上药以水 700 毫升，煮取 200 毫升，分温再服。

释：这为一个少阳、太阴、厥阴合病，本方为小柴胡汤合桂枝汤而成。在日本，用本方治疗癫痫，发现对小白鼠听源性惊厥有抵抗作用。煎剂比浸膏剂抗癫痫作用更强。

6. 柴胡桂枝干姜汤证

《伤寒论》147 条："伤寒五六日，已发汗而复下之。胸胁满微结。小便不利，渴而不呕，但头汗出，往来寒热，心烦者，此为未解也，柴胡桂枝干姜汤主之。"

柴胡桂枝干姜汤

柴胡 15 克　桂枝 10 克　干姜 6 克　栝楼根 12 克　黄芩 10 克　牡蛎 6 克　炙甘草 6 克

上药以水 500 毫升，煮取 200 毫升，分温再服。

本证为少阳与太阴合证。在日本，用此方治疗体弱者的失眠症有效。

7. 大柴胡汤证

（1）《伤寒论》165 条："伤寒发热，汗出不解，心中痞硬，呕吐而下利者，大柴胡汤主之。"

（2）《伤寒论》136 条："伤寒十余日，热结在里，复往来寒热者，与大柴胡汤。"

（3）《伤寒论》103 条："太阳病，过经十余日，反二三下之，后四五日，柴胡证仍在者，先与小柴胡汤；呕不止，心下急，郁郁微烦者，为未解也，与大柴胡汤，下之则愈。"

大柴胡汤

柴胡 24 克　黄芩 10 克　芍药 10 克　半夏 15 克　生姜 5 克　枳实 12 克　大枣 4 枚

释：大柴胡汤与小柴胡汤的不同在于增加了枳实和芍药，主治"呕不止，心下急"，相当于急性胃炎或为幽门痉挛的患者，大柴胡汤应当有大黄，日本研究大柴胡汤对肾上腺与胸腺有明显的作用，从而提高了机体的应激能力。

8. 柴胡加龙骨牡蛎汤证

《伤寒论》107 条："伤寒八九日，下之胸满烦惊，小便不利，谵语，一身尽重。不可转侧者，柴胡加龙骨牡蛎汤主之。"

柴胡加龙骨牡蛎汤

柴胡 15 克　龙骨 5 克　黄芩 5 克　生姜 5 克　铅丹 5 克　人参 5 克　桂枝 5 克　茯苓 5 克　半夏 12 克　大黄 6 克　牡蛎 5 克　大枣 6 枚

上药以水 500 毫升，煮取 200 毫升，分温再服。

释：柴胡加龙骨牡蛎汤对神经系统有很好的调节作用，三部六病中的调神汤，就依此化裁而来，这里的铅丹不能使用，虽然用之治"惊"疗效好，但易引起铅中毒，以代赭石 10 克代之，疗效也很可靠。国内不少人应用此方增减，治疗癫痫病、抽搐、神经官能症都取得了很好效果。

9. 茵陈蒿汤证

（1）《伤寒论》236 条："阳明病，发热汗出者，此为热越，不能发黄也，但头汗出，身无汗，剂颈而还，小便不利，渴引水浆者，此为瘀热在里，身必发黄，茵陈蒿汤主之。"

（2）《伤寒论》260 条："伤寒七八日，身黄如橘子色，小便不利，腹微满者，茵陈蒿汤主之。"

茵陈蒿汤

茵陈蒿 24 克　栀子 5 克　大黄 6 克

上药以水 500 毫升，煮取 150 毫升，顿服。可一日两剂。

释：茵陈蒿汤为目前治疗急、慢性肝炎等肝病的特效方剂，尤其合用小柴胡汤后，疗效更好，这是国内外公认的。本方除利胆作用外，还有保护肝细胞的作用。

10. 半夏汤证

《伤寒论》313条："少阴病，咽中痛，半夏散及汤主之。"

半夏散

半夏12克　桂枝10克　炙甘草6克

释：此方疗效不可靠。

11. 四逆散证

《伤寒论》318条："少阴病，四逆，其人或咳，或悸，或小便不利，或腹中痛，或泄利下重者，四逆散主之。"

四逆散

炙甘草　炙枳实　柴胡　芍药

上药各等份，为散，每服10克，日三服。可加减应用。

释：四逆散为临床上的常用方剂，用其作基方增减可治疗多种疾病，如肝病、胃病。日本报道以四逆散治溃疡病。

12. 竹叶石膏汤证

《伤寒论》397条："伤寒解后，虚羸少气，气逆欲吐，竹叶石膏汤主之。"

竹叶石膏汤

竹叶10克　石膏30克　半夏15克　麦门冬30克　人参6克　炙甘草6克　粳米30克

上药以水500毫升，煮取200毫升，分温再服。

释：竹叶石膏汤是临床上常用的方剂，对虚性发热有特效。凡体温正常而手足热者，用之必效。另外，对肺结核和鼻出血也颇效。397条的证不能作为竹叶石膏汤的标准证，其标准应为："心中烦，心悸，或心烦热，或衄血，或咯血，或脉数者，竹叶石膏汤主之。"

13. 猪肤汤证

《伤寒论》310条："少阴病，下利，咽痛，胸满心烦，猪肤汤

主之。"

猪肤汤

猪肤 500 克

上一味，以水 1000 毫升，煮取 300 毫升，去渣，加白蜜 100 毫升，白粉 30 克，熬香，和令相得，温分六服。

释：猪肤汤在临床应用少，猪肤有润肺作用，即能促进腺体分泌，治疗由于分泌不足引起的咽痛。对下利无治疗作用。

（五）兼证

1. 芍药甘草附子汤证

《伤寒论》68 条："发汗病不解，反恶寒者，虚故也，芍药甘草附子汤主之。"

芍药甘草附子汤

芍药 10 克　炙甘草 10 克　附子 5 克

上药以水 300 毫升，煮取 100 毫升，顿服。

释：本证原为一个芍药甘草汤证，即脚挛急证，所以用汗法不能解除，且又增加了"恶寒"的内虚表现。有人报道，用此方大剂量治坐骨神经痛的牵扯痛有良好效果。

2. 栀子生姜豉汤证

《伤寒论》76 条："若呕者，栀子生姜豉汤主之。"

栀子生姜豉汤

栀子 5 克　生姜 15 克　香豉 15 克

上药以水 300 毫升，煮取 100 毫升，顿服。

释：本证是在栀子豉汤证的基础上又增加"呕"的太阴证，这是兼证。本方对一些急性胃炎患者也有良效。

3. 白虎加人参汤证

（1）《伤寒论》26 条："服桂枝汤，大汗出后，大烦渴不解，脉洪大者，白虎加人参汤主之。"

（2）《伤寒论》168 条："伤寒若吐若下后，七八日不解，热结在里，表里俱热，时时恶风，大渴舌上干燥而烦，欲饮水数升者，白虎加人参汤主之。"

（3）《伤寒论》169 条："伤寒无大热，口燥渴，心烦，背微恶寒者，白虎加人参汤主之。"

（4）《伤寒论》170 条："伤寒脉浮，发热无汗，其表不解，不可与白虎汤，渴欲饮水，无表证者，白虎加人参汤主之。"

（5）《伤寒论》222 条："若渴欲饮水，口干舌燥者，白虎加人参汤主之。"

白虎加人参汤

知母 18 克　　石膏 30 克　　炙甘草 6 克　　粳米 30 克　　人参 10 克

上药以水 500 毫升，煮取 200 毫升，分温再服。

释：白虎加人参汤证为四大症，即大热、大汗、大烦渴、脉洪大，是热极伤阴的表现，即大热而大汗造成体液丢失，出现了烦渴，以此汤清热滋阴。此方治糖尿病有效。

三、里部病辨证

（一）阳明病

1. 纲领证

《伤寒论》180 条："阳明之为病，胃家实是也。"

本条为阳明病的纲领证，"胃家实"代表了阳明病的主要特征。"胃家"并非单指胃，而是指整个消化系统。180 条虽然反映了阳明病的主要特性，但不能全面反映阳明病的特性，因此在三部六病中，对阳明病的纲领证定为"胃家实，发潮热，自汗出，大便难"。这既反映了阳明病"实"的一面，也反映了阳明病"热"的一面。

2. 大承气汤证

（1）《伤寒论》208 条："阳明病，脉迟，虽汗出不恶寒者，其身必重，短气，腹满而喘，有潮热者，此外欲解，可攻里也，手足濈然汗出者，此大便已硬也，大承气汤主之。若汗多，微发热恶寒者，外未解也，其热不潮，若腹大满不通者，可与小承气汤，微和胃气，勿令至大泄下。"

（2）《伤寒论》212条："伤寒若吐、若下后不解，不大便五六日，上至十余日，日晡所发潮热，不恶寒，独语如见鬼状，若剧者，发则不识人，循衣摸床，惕而不安，微喘直视，脉弦者生，涩者死。微者，但发热谵语者，大承气汤主之。若一服利，则止后服。"

（3）《伤寒论》215条："阳明病，谵语有潮热，反不能食者，胃中必有燥屎五六枚也，若能食者，但硬耳，宜大承气汤下之。"

（4）《伤寒论》217条："汗出谵语者，以有燥屎在胃中，此为风也，须下者，过经乃可下之，下之若早，语言必乱，以表虚里实故也。下之愈，宜大承气汤。"

（5）《伤寒论》220条："二阳并病，太阳证罢，但发潮热，手足濈濈汗出，大便难而谵语者，下之则愈，宜大承气汤。"

（6）《伤寒论》238条："阳明病，下之，心中懊侬而烦，胃中有燥屎者，可攻；腹微满，初头硬，后必溏，不可攻之；若有燥屎者，宜大承气汤。"

（7）《伤寒论》240条："病人烦热，汗出则解，如疟状，日晡所发热者，属阳明也。脉实者，宜下之，脉浮虚者，宜发汗。下之与大承气汤，发汗宜桂枝汤。"

（8）《伤寒论》241条："大下后，六七日不大便，烦不解，腹满痛者，此有燥屎也，所以然者，本有宿食故也。宜大承气汤。"

（9）《伤寒论》242条："病人小便不利，大便乍难乍易，时有微热，喘冒不能卧者，有燥屎也。宜大承气汤。"

（10）《伤寒论》251条："得病二三日，脉弱，无太阳柴胡证，烦躁心下硬，至四五日，虽能食，以小承气汤，少少与微和之，令小安。至六日，与承气汤一升，若不大便六七日，小便少者，虽不受食，但初头硬，后必溏，未定成硬，攻之必溏，须小便利，屎定硬，乃可攻之，宜大承气汤。"

（11）《伤寒论》252条："伤寒六七日，目中不了了，睛不和，无表里证，大便难，身微热者，此为实也，急下之，宜大承气汤。"

（12）《伤寒论》253 条："阳明病，发热汗多者，急下之，宜大承气汤。"

（13）《伤寒论》254 条："发汗不解，腹满痛者，急下之，宜大承气汤。"

（14）《伤寒论》255 条："腹满不减，减不足言，当下之，宜大承气汤。"

（15）《伤寒论》256 条："阳明少阳合病，必下利。其脉不负者，为顺也；负者，失也。互相克贼，名为负也。脉滑而数者，有宿食也，当下之，宜大承气汤。"

（16）《伤寒论》320 条："少阴病，得之二三日，口燥咽干者，急下之，宜大承气汤。"

（17）《伤寒论》321 条："少阴病，自利清水，色纯青，心下必痛，口干燥者，可下之，宜大承气汤。"

（18）《伤寒论》322 条："少阴病，六七日，腹胀不大便者，急下之，宜大承气汤。"

大承气汤

大黄 15 克　芒硝 10 克　枳实 6 克　厚朴 15 克

上药以水 300 毫升，煮取 100 毫升，顿服。取下为度。

释：大承气汤证，在《伤寒论》中占比重很大，综观有关条文，大承气汤证的特点为：潮热，腹胀满，大便硬，谵语。其中以腹胀满、大便硬为主要特点。阳明病多为传染病后期的表现，主要为消化道内结粪或其他代谢产物的滞留，成为热源，也成为出现脑症状的原因。以大承气汤清热涤肠，恢复里部功能；大承气汤对不全性肠梗阻也有很好的治疗效果。另外，少阴病是不能用大承气汤的，320、321、322 条中的"少阴病"应为阳明病。否则，少阴病用大承气汤，后果不堪设想。

3. 小承气汤证

（1）《伤寒论》209 条："阳明病，潮热，大便微硬者，可与大承气汤，不硬者，不可与之；若不大便六七日，恐有燥屎。欲知之法，少与小承气汤，汤入腹中，转矢气者，此有燥屎也，乃可攻之；若不转矢气者，此但初头硬，后必溏，不可攻之，攻之必胀满，不能食也；欲饮水者，与水则哕。其后发热者，必大便复硬而少也，以小承气汤和之；不转矢气者，慎不可攻也。"

（2）《伤寒论》213 条："阳明病，其人多汗，以津液外出，胃中燥，大便必硬；硬则谵语。小承气汤主之。若一服谵语止者，更莫复服。"

（3）《伤寒论》214 条："阳明病，谵语，发潮热，脉滑而疾者。小承气汤主之。因与承气汤一升，腹中转气者，更服一升；若不转气者，勿更与之；明日又不大便，脉反微涩者，里虚也，为难治，不可更与承气汤也。"

（4）《伤寒论》250 条："太阳病，若吐，若下，若发汗后，微烦，小便数；大便因硬者，与小承气汤和之愈。"

（5）《伤寒论》374 条："下利谵语者，有燥屎也，宜小承气汤。"

小承气汤

大黄 15 克　枳实 5 克　厚朴 6 克

上药以水 300 毫升，先煮后二味，取 200 毫升，再入大黄，煮 100 毫升，顿服。

释：小承气汤的主症为"腹胀满与大便难"，也常成为使用大承气汤时的先行试探剂。这说明小承气汤的攻下作用较大承气汤弱，成为体弱欲下患者的常用剂。手术后或产后的腹胀气患者也可以应用。

4. 调胃承气汤证

（1）《伤寒论》70 条："发汗后，恶寒者，虚故也。不恶寒但热者，实也。当和胃气，与调胃承气汤。"

（2）《伤寒论》94 条："太阳病未解，脉阴阳俱停，必先振栗汗出而解。但阳脉微者，先汗出而解；但阴脉微者，下之而解。若欲下之，宜调胃承气汤。"

（3）《伤寒论》105 条："伤寒十三日，过经谵语者，以有热也，当以汤下之；若小便利者，大便当硬，而反下利，脉调和者，知医以丸药下之，非其治也；若自下利者，脉当微厥，今反和者，此为内实也，调胃承气汤主之。"

（4）《伤寒论》123条："太阳病，过经十余日，心下温温欲吐，而胸中痛，大便反溏，腹微满，郁郁微烦。先此时自极吐下者，与调胃承气汤。若不尔者，不可与。但欲呕，胸中痛，微溏者，此非柴胡汤证，以呕故知极吐下也。"

（5）《伤寒论》207条："阳明病，不吐不下，心烦者，可与调胃承气汤。"

（6）《伤寒论》248条："太阳病三日，发汗不解，蒸蒸发热者，属胃也，调胃承气汤主之。"

（7）《伤寒论》249条："伤寒吐后，腹胀满者，与调胃承气汤。"

调胃承气汤

大黄15克　芒硝15克　炙甘草6克

上药以水200毫升，煮取100毫升，顿服。

释：调胃承气汤主要治阳明病之热，有时合用此方治疗中耳炎也常取得很好效果。

三承气汤作用相似，但各有侧重面，临床工作中各人的体会也不同，所以临床经验也不同。

5. 瓜蒂散证

（1）《伤寒论》166条："病如桂枝证，头不痛，项不强，寸脉微浮，胸中痞硬，气上冲喉咽不得息者，此为有寒也，当吐之，宜瓜蒂散。"

（2）《伤寒论》355条："病人手足厥冷，脉乍紧者，邪结在胸中，心下满而烦，饥不能食者，病在胸中，当须吐之，宜瓜蒂散。"

瓜蒂散

瓜蒂　赤小豆　各等份

上二味，为散，每服3克，以豆豉煎汤送服。

释：瓜蒂散是催吐剂，主要作用于胃部，现代医生常用于治疗精神分裂症，但要慎用。瓜蒂散作用于消化道，特别是胃部，使其黏液大量外涌，从而使患者精神锐减，出现吐后疲乏欲寐之状，消除了精神症状。用西医学话讲，可能为一种超限抑制或曰负诱导。

6. 麻子仁丸证

《伤寒论》247 条："趺阳脉浮而涩，浮则胃气强，涩则小便数，浮涩相搏，大便则硬，其脾为约，麻子仁丸主之。"

麻子仁丸

麻仁 60 克　芍药 15 克　枳实 15 克　大黄 30 克　厚朴 15 克　杏仁 30 克

依法制为丸，每服 10 克，大便通顺为宜。

释：麻仁丸常用于习惯性便秘或老年性便秘，或体弱人便秘，其润下排便作用较缓和。

7. 大陷胸丸、汤证

（1）《伤寒论》131 条："病发于阳，而反下之，热入因作结胸；病发于阴，而反下之，因作痞也；所以成结胸者，以下之太早故也。结胸者项亦强，如柔痉状，下之则和，宜大陷胸丸。"

（2）《伤寒论》134 条："太阳病，脉浮而动数，浮则为风，数则为热，动则为痛，数则为虚，头痛发热，微盗汗出，而反恶寒者，表未解也。医反下之，动数变迟，膈内拒痛，胃中空虚，客气动膈，短气躁烦，心中懊恼，阳气内陷，心下因硬，则为结胸，大陷胸汤主之。若不结胸，但头汗出，余处无汗，剂颈而还，小便不利，身必发黄。"

（3）《伤寒论》135 条："伤寒六七日，结胸热实，脉沉而紧，心下痛，按之石硬者，大陷胸汤主之。"

（4）《伤寒论》137 条："太阳病，重发汗而复下之，不大便五六日，舌上燥而渴，日晡所小有潮热，从心下至少腹硬满而痛，不可近者，大陷胸汤主之。"

（5）《伤寒论》149 条："伤寒五六日，呕而发热者，柴胡汤证具，而以他药下之，柴胡证仍在者，复与柴胡汤，此虽已下之，不为逆。必蒸蒸而振，却发热汗出而解。若心下满而硬痛者，此为结胸也，大陷胸汤主之。"

大陷胸丸

大黄 20 克　炒葶苈子 20 克　芒硝 10 克　杏仁 20 克　甘遂 1 克

依法为丸，每服 10 克，取下为效。

大陷胸汤

大黄 10 克　芒硝 10 克　甘遂 1 克

以水 200 毫升，煮取 100 毫升，顿服。取下为度。

释： 大陷胸汤和大陷胸丸，主要用于胸腹水患者，对渗出性胸膜炎有一定疗效，主要通过消化道的峻下而促进腹水的排泄。

注意： 应用此方时，体弱之人要慎用，否则，常导致虚脱。

8. 十枣汤证

《伤寒论》152 条："太阳中风，下利呕逆，表解者，乃可攻之，其人汗出，发作有时，头痛，心下痞硬满，引胁下痛，干呕短气，汗出不恶寒者，此表解里未和也，十枣汤主之。"

十枣汤

芫花　甘遂　大戟各等份，大枣 10 枚。

为散，每服 3 克，得快下利后，糜粥自养。

释： 十枣汤用于肝硬化腹水患者有一定疗效，但其作用凶猛，易伤正气。所以应用时要特别小心，凡出现涩脉、数脉者，不可用也。

9. 蜜导煎方证

《伤寒论》233 条："阳明病，自汗出，若发汗，小便自利者，此为津液内竭，虽硬不可攻之，当须自欲大便，宜蜜导煎而通之，若土瓜根及大猪胆汁，皆可为导。"

食蜜 700 毫升，外用。各药依法制取。

释： 此方相当用西医学的灌肠法和用开塞露润燥而通便，此类病人多为病久体弱者，不宜用攻下之法而以此法代之。

10. 白头翁汤证

（1）《伤寒论》371 条："热利下重者，白头翁汤主之。"

（2）《伤寒论》373 条："下利欲饮水者，以有热故也，白头翁汤主之。"

白头翁汤

白头翁 6 克　黄柏 10 克　黄连 10 克　秦皮 10 克

上药以水 500 毫升，煮取 200 毫升，分温再服，日二服。

释：白头翁汤治疗菌痢有特效，对阿米巴痢疾也有很好的效果。

11. 大黄黄连泻心汤证

（1）《伤寒论》154 条："心下痞，按之濡，其脉关上浮者，大黄黄连泻心汤主之。"

（2）《伤寒论》164 条："伤寒大下后，复发汗，心下痞，恶寒者，表未解也，不可攻痞，当先解表，表解乃可攻痞。解表宜桂枝汤，攻痞宜大黄黄连泻心汤。"

大黄黄连泻心汤

大黄 6 克　黄连 3 克

上药以沸水 150 毫升冲渍 10 分钟，分温再服。

释：本方治疗急性胃炎和慢性胃炎有效，对吐血病人也有效。

12. 黄芩汤证

《伤寒论》172 条："太阳与少阳合病，自下利者，与黄芩汤。"

黄芩汤

黄芩 10 克　芍药 6 克　炙甘草 6 克　大枣 4 枚

上药以水 300 毫升，煮取 150 毫升，分温再服。

释：此证为急性胃肠炎患者的表现，本方作用明显，尤其对急性肠炎有特效，典型症状为"腹痛下利"。

（二）太阴病

1. 纲领证

《伤寒论》273 条："太阴之为病，腹满而吐，食不下，自利益甚，时腹自痛，若下之，必胸下结硬。"

释：本条为太阴病的纲领证，是六病纲领证中较完整的一条，较全面地反映了太阴病的特点。太阴病表现为消化机能减退，在上为呕，在下为利，在中为胀满而腹痛。

2. 理中丸证

（1）《伤寒论》385 条："霍乱，头痛发热，身疼痛，热多欲饮水者，五苓散主之；寒多不用水者，理中丸主之。"

（2）《伤寒论》395 条："大病差后，喜唾，久不了了，胸上有寒，当以丸药温之，宜理中丸。"

理中丸

人参　干姜　白术　炙甘草　各 10 克

依法制丸，每服 10～20 克，日二服。

释：理中丸是温补性方剂，白术促进吸收，干姜改善血液循环，人参兼补中气，甘草协诸药。三部六病的太阴病主方苍术干姜汤与此方相类，加茯苓而易人参，促进了消化道内水分的吸收。

3. 旋覆代赭石汤证

《伤寒论》161 条："伤寒发汗，若吐下，解后，心下痞硬，噫气不除者，旋覆代赭汤主之。"

旋覆代赭汤

旋覆花 10 克　人参 6 克　生姜 15 克　代赭石 3 克　炙甘草 10 克半夏 15 克　大枣 4 枚

上药以水 500 毫升，煮取 200 毫升，分温再服。

释：旋覆代赭汤的功效主要作用于上消化道，尤其对食管痉挛、贲门痉挛、膈肌痉挛引起的噫气、呕逆之类病有很好的镇降作用，有人报道对早期食管癌也有一定疗效。本人用于食管癌患者，有改善咽下作用。

4. 吴茱萸汤证

（1）《伤寒论》243 条："食谷欲呕，属阳明也，吴茱萸汤主之。得汤反剧者，属上焦也。"

（2）《伤寒论》309 条："少阴病，吐利，手足逆冷，烦躁欲死者，吴茱萸汤主之。"

吴茱萸汤

吴茱萸 10 克　人参 6 克　生姜 18 克　大枣 4 枚

上药以水 300 毫升，煮取 100 毫升，顿服。

释：吴茱萸汤主要作用在胃部，尤其对高酸性胃炎患者有特效。另外，由于吐利而出现的厥阴病表现的手足逆冷也有很好疗效。在日本有报道，用其浓缩粉治疗头痛也有良效。但阳明病是不能用此方的。

5. 五苓散证

（1）《伤寒论》71条："太阳病，发汗后，大汗出，胃中干，烦躁不得眠，欲得饮水者，少少与饮之，令胃气和则愈；若脉浮，小便利，微热消渴者，五苓散主之。"

（2）《伤寒论》72条："发汗已，脉浮数，烦渴者，五苓散主之。"

（3）《伤寒论》74条："中风发热，六七日不解而烦，有表里证。水入则吐者，名曰水逆，五苓散主之。"

（4）《伤寒论》141条："病在阳，应以汗解之，反以冷水潠之，若灌之，其热被劫不得去，弥更益烦，肉上粟起，意欲饮水，反不渴者，服文蛤散，若不差者，与五苓散。"

（6）《伤寒论》156条："本以下之，故心下痞，与泻心汤。痞不解，其人渴而口燥烦，小便不利者，五苓散主之。"

（7）《伤寒论》244条："太阳病，寸缓，关浮，尺弱，其人发热汗出，复恶寒，不呕。但心下痞者，此以医下之也，如其不下者，病人不恶寒而渴者，此转属阳明也。小便数者，大便必硬，不更衣十日，无所苦也，渴欲饮水，少少与之，但以法救之。渴者，宜五苓散。"

五苓散

猪苓 10 克　白术 10 克　茯苓 10 克　泽泻 5 克　桂枝 5 克

上药以水 500 毫升，煮取 200 毫升，分温再服。

释：五苓散对胃肠吸收水分功能降低而出现的"烦渴""呕吐"和"小便不利"有很好的效果。日本研究，五苓散能促进胃内或组织间的水分进入血液中，从而解除了"烦渴"。另外，五苓散有利尿和抗溃疡作用。五苓散还通过了丘脑－肾上腺轴的内分泌调节作用而止渴。五苓散对醉酒有显效。

6. 小建中汤证

（1）《伤寒论》100条："伤寒阳脉涩，阴脉弦，法当腹中急痛。先与小建中汤，不差者，小柴胡汤主之。"

（2）《伤寒论》102条："伤寒二三日，心中悸而烦者，小建中汤主之。"

小建中汤

炙甘草6克　大枣4枚　芍药18克　生姜10克　饴糖30克

上药以水500毫升，煮取200毫升，纳饴糖消解，分温二服。

释：小建中汤是由桂枝汤加饴糖和芍药加倍而成，这就说明了厥阴病与太阴病的本质都是虚与寒，因此，有些方剂可以互用。小建中汤治疗体弱腹痛患者有很好的效果，有时对胃痉挛也有良效。

7. 赤石脂禹余粮汤证

《伤寒论》159条："伤寒，服汤药。下利不止，心下痞硬，服泻心汤已。复以他药下之，利不止，医以理中与之，利益甚。理中者，理中焦，此利在下焦。赤石脂禹余粮汤主之。复不止者，当利其小便。"

赤石脂禹余粮汤

赤石脂100克　太一禹余粮100克

上药以水600毫升，煮取300毫升，分温三服，日三服。

释：本条较详细地分析了下利的种种病况。"下利不止，心下痞硬"，服泻心汤应为生姜泻心汤；"复以他药下之，利不止，医以理中丸与之，利益甚，理中者，理中焦，此利在下焦，赤石脂禹余粮汤主之"，理中丸能促进小肠吸收，说明肠吸收功能低下，造成下列，此利为下焦利，即直肠分泌过盛而出现的下利，所以理中丸无效，而以抑制肠分泌的赤石脂余粮汤治之。

8. 茯苓桂枝甘草大枣汤证

《伤寒论》65条："发汗后，其人脐下悸者，欲作奔豚。茯苓桂枝甘草大枣汤主之。"

茯苓桂枝甘草大枣汤

茯苓15克　桂枝12克　炙甘草6克　大枣15枚

上药以水300毫升，煮取100毫升，顿服。可日再服。

释：本条证为胃肠神经官能症，常见于女性患者，多见于农村，常自言为"积气"。

9. 厚朴生姜半夏甘草人参汤证

《伤寒论》66条："发汗后，腹胀满者，厚朴生姜半夏甘草人参汤主之。"

厚朴生姜半夏甘草人参汤

厚朴 15 克　生姜 15 克　半夏 15 克　甘草 6 克　人参 3 克

上药以水 500 毫升，煮取 150 毫升，分温再服。

释： 本方主要治疗慢性胃肠炎的腹胀，且为体质较弱之人。

10. 茯苓甘草汤证

《伤寒论》73条："伤寒汗出而渴者，五苓散主之；不渴者，茯苓甘草汤主之。"

茯苓甘草汤

茯苓 6 克　桂枝 6 克　炙甘草 3 克　生姜 10 克

上药以水 300 毫升，煮取 100 毫升，顿服。

释： 此条叙证太简，本证与五苓散相似，区别在于"渴"与"不渴"。本条的主症应有"小便不利"。另外，也有"心下痞"和"呕"等症。实质与五苓散证同。通过利尿，水得以排除，"心下悸"即消失，而且也防止了由于肠内液体潴留过多而导致下利。

11. 文蛤散证、白散证

《伤寒论》141条："病在阳，应以汗解之。反以冷水潠之，若灌之，其热被劫不得去，弥更益烦，肉上粟起，意欲饮水，反不渴者，服文蛤散；若不差者，与五苓散；寒实结胸，无热证者，与三物小陷胸汤，白散亦可服。"

文蛤散

文蛤 15 克

为散剂，冲服。

白散

桔梗 3 克　巴豆 1 克　贝母 3 克

释： 从本条叙证来看，一个热病，由于治法错误，而影响了消化功能，但仅一文蛤散是不能治此症的。白散证另列一条，与五苓散证不同，白散为热性泻下剂，可以攻逐肠内黏液及其他贮留物。

12. 桃花汤证

（1）《伤寒论》306条："少阴病，下利便脓血者，桃花汤主之。"

（2）《伤寒论》307条："少阴病，二三日至四五日，腹痛，小便不利，下利不止，便脓血者，桃花汤主之。"

桃花汤

赤石脂50克　干姜3克　粳米50克

上药以水300毫升，煮取100毫升，顿服。

释：桃花汤证为直肠分泌过盛引起的下利，可能为溃疡性结肠炎或直肠炎，非寒性滑脱者不可用。

13. 四逆汤证

《伤寒论》372条："下利腹胀满，身体疼痛者，先温其里，乃攻其表。温里宜四逆汤，攻表宜桂枝汤。"

四逆汤

炙甘草6克　干姜45克　附子5克

上药以水300毫升，煮取100毫升，顿服。

释：本条的证为一个太阴病，而四逆汤的作用是三阴皆治，所以三阴合证也可用四逆汤治疗。这里的太阴证是以寒为主的，若虚、寒并重时，则用理中丸类方剂为好。

（三）部病

1. 生姜泻心汤证

《伤寒论》157条："伤寒，汗出解之后，胃中不和，心下痞硬，干噫食臭，胁下有水气，腹中雷鸣下利者，生姜泻心汤主之。"

生姜泻心汤

人参10克　生姜12克　炙甘草10克　干姜3克　黄连10克　半夏15克　黄连3克　大枣4枚

上药以水500毫升，煮取200毫升，分温再服。

2. 甘草泻心汤证

《伤寒论》158 条："伤寒中风，医反下之，其人下利日数十行，谷不化，腹中雷鸣，心下痞硬而满，干呕心烦不得安，医见心下痞，谓病不尽，复下之，其痞益甚，此非结热，但以胃中虚，客气上逆，故使硬也，甘草泻心汤主之。"

甘草泻心汤

炙甘草 12 克　黄芩 10 克　干姜 10 克　半夏 15 克　大枣 4 枚　黄连 3 克

上药以水 500 毫升，煮取 200 毫升，分温再服。

3. 半夏泻心汤证

《伤寒论》149 条："伤寒五六日，呕而发热者，柴胡汤证具，而以他药下之，柴胡证仍在者，复与柴胡汤。此虽已下之，不为过，必蒸蒸而振，却发热，汗出而解；若心下满而硬痛者，此为结胸也，大陷胸汤主之；但满而不痛者，此为痞，柴胡不中与之，宜半夏泻心汤。"

半夏泻心汤

半夏 15 克　黄芩 10 克　干姜 10 克　人参 10 克　炙甘草 10 克黄连 3 克　大枣 4 枚

上药以水 500 毫升，煮取 200 毫升，分温再服。

释：生姜泻心汤证、甘草泻心汤证、半夏泻心汤证为同一类证，为典型的急性胃肠炎证，或称为沙门菌感染。生姜泻心汤有特效，甘草泻心汤、半夏泻心汤作用也与此相近。此证寒热虚实均见，所以用药也阴阳药均有。此三方对慢性胃肠炎也有良效。

（四）合病合证

1. 黄连汤证

《伤寒论》173 条："伤寒胸中有热，胃中有邪气，腹中痛。欲呕者，黄连汤主之。"

黄连汤

黄连 10 克　炙甘草 10 克　干姜 10 克　桂枝 10 克　人参 6 克　半

夏15克　大枣4枚

上药以水500毫升，煮取200毫升，分温再服。

释：黄连汤证与上述三泻心汤证亦有相似之处，但"胸中有热"是少阳证，故列入合证。

2. 桂枝去桂加茯苓白术汤证

《伤寒论》28条："服桂枝汤，或下之，仍头项强痛，翕翕发热，无汗，心下满微痛，小便不利者，桂枝去桂加茯苓白术汤主之。"

桂枝去桂加茯苓白术汤

芍药10克　炙甘草6克　生姜10克　白术10克　茯苓10克　大枣4枚

上药以水500毫升，煮取200毫升，分温再服。

释：本证为一个胃肠型外感证，从"仍头项强痛，翕翕发热，无汗……"可以看出，原证非桂枝证，所以与桂枝汤不解。原证就是桂枝去桂加茯苓白术汤证，这里基本全部叙出该证的病状。

3. 茯苓桂枝白术甘草汤证

《伤寒论》67条："伤寒若吐若下后，心下逆满，气上冲胸，起则头眩，脉沉紧，发汗则动经，身为振振摇者，茯苓桂枝白术甘草汤主之。"

茯苓桂枝白术甘草汤

茯苓12克　白术6克　桂枝10克　炙甘草6克

上药以水300毫升，煮取100毫升，顿服。

释：本证由于吐、下而出现了血容量不足的虚脱证，又因吐下而伤胃，所以出现了心下逆满。通过本方的作用，促进了消化道的吸收功能，使体液得以补充，而血容量不足的表现得以缓解。

4. 柴胡加芒硝汤证

《伤寒论》104条："伤寒十三日不解，胸胁满而呕，日晡所发潮热，已而微利，此本柴胡证，下之以不得利，今反利者，知医以丸药下之，此非其治也。潮热者，实也，先宜服小柴胡汤以解外，后以柴胡加芒硝汤主之。"

柴胡加芒硝汤

柴胡8克　黄芩3克　人参3克　炙甘草3克　生姜3克　半夏5克　大枣4枚　芒硝6克

上药以水500毫升，煮取200毫升，分温再服。

释：热病的中后期常出现此类病，尤其"肠伤寒证"流行期更易见到此证。现代多用于治疗发热而便秘的患者。

5. 桃核承气汤证

《伤寒论》106条："太阳病不解，热结膀胱，其人如狂，血自下，下者愈。其外不解者，尚未可攻，当先解其外。外解已，但少腹急结者，乃可攻之，宜桃核承气汤。"

桃核承气汤

桃仁20克　大黄16克　桂枝6克　炙甘草6克　芒硝6克

上药以水300毫升，煮取100毫升，顿服。

释：桃仁承气汤证的这种表现在临床上是很少见的，尤其在现代卫生条件下，不易见到。这种证多为肠伤寒的后期，体内代谢产物的堆积，而引起精神症状，多在左下腹有压痛。现代不少医家用此方治一些脑病、血管病，如高血压脑病、外伤性脑病、动脉血栓、胎盘滞留、脱发等。

6. 抵当汤证

（1）《伤寒论》124条："太阳病，六七日，表证仍在，脉微而沉，反不结胸，其人发狂者，以热在下焦，少腹当硬满。小便自利者，下血乃愈，所以然者，以太阳随经，瘀热在里故也，抵当汤主之。"

（2）《伤寒论》125条："太阳病身黄，脉沉结，少腹硬，小便不利者，为无血也。小便自利，其人如狂者，血证谛也，抵当汤主之。"

（3）《伤寒论》126条："伤寒有热，少腹满，应小便不利，今反利者，为有血也，当下之，不可余药，宜抵当丸。"

（4）《伤寒论》237条："阳明证，其人喜忘者，必有蓄血。所以然者，本有久瘀血，故令喜忘，屎虽硬，大便反易，其色必黑者，宜抵当汤下之。"

（5）《伤寒论》257 条："病人无表里证，发热七八日，虽脉浮数者，可下之。假令已下，脉数不解，合热则消谷喜饥，至六七日，不大便者，有瘀血，宜抵当汤。"

抵当汤

水蛭　虻虫各 10 个　桃仁 10 克　大黄 10 克

上药以水 500 毫升，煮取 200 毫升，分温再服。

释：抵当汤的作用与桃仁承气汤相似，本方的抗凝血作用较强，所以多用于瘀血患者，如动脉血栓等，可以降低血液的黏滞度。

7. 小陷胸汤证

《伤寒论》138 条："小结胸病，正在心下，按之则痛，脉浮滑者，小陷胸汤主之。"

小陷胸汤

黄连 3 克　半夏 15 克　栝楼实 20 克

上药以水 300 毫升，煮取 150 毫升，分温再服。

释：小陷胸汤证实为一个急性胃炎或溃疡病的表现，有的患者服用后疗效很好。曾治一个溃疡病胃痛患者，用之疼痛很快缓解。

8. 桂枝人参汤证

《伤寒论》163 条："太阳病，外证未除，而数下之，遂协热而利，利下不止，心下痞硬，表里不解者，桂枝人参汤主之。"

桂枝人参汤

桂枝 15 克　炙甘草 12 克　白术 10 克　人参 10 克　干姜 10 克

上药以水 300 毫升，煮取 100 毫升，顿服。

释：此为误用下法而造成的胃肠功能低下而致"利下不止"，所以用热补剂。

9. 乌梅丸证

《伤寒论》338 条："伤寒脉微而厥，至七八日，肤冷，其人躁无暂安时者，此为脏厥，非蛔厥也。蛔厥者，其人当吐蛔，今病者静，而复时烦者，此为脏寒，蛔上入其膈，故烦，须臾复止，得食而呕，又烦者，蛔闻食臭出，其人常自吐蛔。蛔厥者，乌梅丸主之。又主久利。"

乌梅丸

乌梅 300 枚　细辛 18 克　干姜 30 克　黄连 48 克　当归 12 克　附子 18 克　蜀椒 12 克　桂枝 18 克　人参 18 克　黄柏 18 克

研末蜜丸，每丸重 10 克，日服 2 丸。

释：本证为肠内寄生虫作用而出现的临床表现，本方有很好的驱虫作用。另外，本方也对慢性肠炎有很好疗效。

10. 干姜黄芩黄连人参汤证

《伤寒论》359 条："伤寒本自寒下，医复吐下之，寒格更逆吐下，若食入口即吐，干姜黄芩黄连人参汤主之。"

干姜黄芩黄连人参汤

干姜 10 克　黄芩 10 克　黄连 10 克　人参 10 克

上药以水 300 毫升，煮取 100 毫升，顿服。

释：本方对高酸性呕吐病人有时有奇效，常一剂而止。另外，对急性胃炎也有很好疗效。

11. 四逆汤证

（1）《伤寒论》91 条："伤寒，医下之，续得下利，清谷不止，身疼痛者，急当救里，后身疼痛；清便自调者，急当救表，救里宜四逆汤，救表宜桂枝汤。"

（2）《伤寒论》92 条："病发热头痛，脉反沉，若不差，身体疼痛，当救其里，四逆汤方。"

（3）《伤寒论》225 条："脉浮而迟，表热里寒，下利清谷者，四逆汤主之。"

（4）《伤寒论》323 条："少阴病，脉沉者，急温之，宜四逆汤。"

（5）《伤寒论》353 条："大汗出，热不去，内拘急，四肢疼，又下利厥逆而恶寒者，四逆汤主之。"

（6）《伤寒论》354 条："大汗若大下利，而厥冷者，四逆汤主之。"

（7）《伤寒论》377 条："呕而脉弱，大便复利，身有微热，见厥者，难治，四逆汤主之。"

（8）《伤寒论》378 条："吐利汗出，发热恶寒，四肢拘急，手足厥冷者，四逆汤主之。"

（9）《伤寒论》389 条："既吐且利，小便复利，而大汗出，下利清谷，内寒外热，脉微欲绝者，四逆汤主之。"

四逆汤

炙甘草 6 克　干姜 45 克　附子 5 克

上药以水 300 毫升，煮取 100 毫升，顿服。

释：四逆汤证，古今医家均认为是三阴合证的纯阴之证。四逆汤是纯温补之剂，西医学研究表明，四逆汤对休克有良好的治疗作用，特别对心源性休克有特效。有些研究者，将其制成注射剂，可以静脉滴注。口服四逆汤可以使顽固性休克者血压得以稳定，而撤去升压药。

12. 白通汤证

《伤寒论》314 条："少阴病，下利，白通汤主之。"

白通汤

葱白 4 茎　干姜 3 克　附子 5 克

上药以水 300 毫升，煮取 100 毫升，顿服。

释：白通汤的作用与四逆汤作用相似，除下利外，当有脉微和肢冷的表现。

13. 通脉四逆汤证

（1）《伤寒论》317 条："少阴病，下利清谷，里寒外热，手足厥逆，脉微欲绝，身反不恶寒，其人面色赤，或腹痛，或干呕，或咽痛，或利止脉不出者，通脉四逆汤主之。"

（2）《伤寒论》370 条："下利清谷，里寒外热，汗出而厥者，通脉四逆汤主之。"

通脉四逆汤

炙甘草 6 克　附子 5 克　干姜 10 克

上药以水 300 毫升，煮取 100 毫升，顿服。

释：通脉四逆汤证较四逆汤证为重，本方在四逆汤的基础上，使干姜量增加一倍，治疗休克有很好的效果。另外，及时补充血容量也是关键所在，要结合现代补液法抢救病人。

14. 烧裈散证

《伤寒论》392 条：“伤寒阴阳易之为病，其人身体重，少气，少腹里急，或引阴中拘挛，热上冲胸，头重不欲举，眼中生花，膝胫拘急者，烧裈散主之。”

烧裈散

妇人中裈，近隐处，取烧作灰。

释：本证为一个外感证阴阳易（性交）后，病人大衰的纯阴证。烧裈散没有治疗作用，应以大补大热之剂方能奏效，以桂枝人参汤、桂枝加附子汤等治疗较好。

（五）兼证

1. 附子泻心汤证

《伤寒论》155 条：“心下痞，而复恶寒汗出者，附子泻心汤主之。”

附子泻心汤

大黄 6 克　黄连 3 克　黄芩 5 克　附子 5 克（炮，别煮取汁）

上药以麻沸汤 200 毫升渍之须臾，绞去滓，内附子汁，分温再服。

释：本方作用与大黄黄连泻心汤作用相似，而作用较之为温，对吐血病人不宜用之。

2. 桂枝加大黄汤证

《伤寒论》279 条：“……大实痛者，桂枝加大黄汤主之。”

桂枝加大黄汤

桂枝 10 克　大黄 6 克　芍药 18 克　生姜 10 克　炙甘草 6 克　大枣 4 枚

上药以水 300 毫升，煮取 100 毫升，顿服。

释：本方主治肠炎腹痛而不排便者。

3. 黄芩加半夏生姜汤证

《伤寒论》172 条：“……若呕者，黄芩加半夏生姜汤主之。”

黄芩加半夏生姜汤

黄芩 10 克　芍药 6 克　炙甘草 6 克　大枣 4 枚　半夏 15 克　生姜

10 克

上药以水 500 毫升，煮取 200 毫升，分温再服。

4. 桂枝加芍药汤证

《伤寒论》279 条："本太阳病，医反下之，因尔腹满时痛者，属太阴也，桂枝加芍药汤主之。"

桂枝加芍药汤

桂枝 10 克　芍药 18 克　炙甘草 6 克　大枣 4 枚　生姜 10 克

上药以水 300 毫升，煮取 100 毫升，顿服。

释： 从这个方证可以看到，桂枝汤不仅是治厥阴病的有效方剂，也是治太阴病的有效方剂。小建中汤也是由此衍化而来。

5. 白通加猪胆汁汤证

《伤寒论》315 条："少阴病，下利，脉微者，与白通汤。利不止，厥逆无脉，干呕烦者，白通加猪胆汁汤主之。服汤脉暴出者死，微续者生。"

白通加猪胆汁汤

葱白 4 茎　干姜 3 克　附子 5 克

水煎，人尿 10 毫升、猪胆汁 5 毫升纳入。

释： 白通加猪胆汁汤对严重休克有很好的作用。人尿有类激素样作用，猪胆汁有清热除烦作用。

6. 四逆加人参汤证

《伤寒论》385 条："恶寒脉微而复利，利止，亡血也，四逆加人参汤主之。"

四逆加人参汤

炙甘草 6 克　附子 5 克　干姜 45 克　人参 3 克

上药以水 300 毫升，煮取 100 毫升，顿服。

释： 385 条为一纯阴证，加之下利耗伤津液，所以加人参强心养阴。

7. 通脉四逆加猪胆汁汤证

《伤寒论》390 条："吐已下断，汗出而厥，四肢拘急不解，脉微欲绝者，通脉四逆加猪胆汁汤主之。"

通脉四逆加猪胆汁汤

炙甘草 6 克　干姜 10 克　附子 5 克　猪胆汁 3 毫升

上药以水 300 毫升，煮取 100 毫升，顿服。

释：此证较单纯通脉四逆汤证更重，是病危的表现。据日本报道，此汤灌肠后，能对神志不清、四肢厥冷、干呕等症都有改善的作用。

8. 茯苓四逆汤证

《伤寒论》69 条："发汗，若下之，病仍不解，烦躁者，茯苓四逆汤主之。"

茯苓四逆汤

茯苓 15 克　人参 3 克　附子 5 克　炙甘草 6 克　干姜 5 克

上药以水 300 毫升，煮取 100 毫升，顿服。

释：茯苓四逆汤是四逆汤的重型，还伴有肾功能衰竭的"少尿"。

第二节　论述篇

一、名称与概念

张仲景在《伤寒论》中，对该书所涉及的名称与概念自己做了规定，确立了这些名称与概念的范畴。因此，我们在学习《伤寒论》时，要尊重作者的原意，按作者所规定的标准去研究与讨论问题，不要节外生枝或移花接木，否则将违背作者的本意，而失去它的真实含义。

在本章中，对《伤寒论》中所涉及名称与概念的条文按三部六病中的归类法将其进行归纳，使学习的人能更清楚地认识张仲景在《伤寒论》中的用意。另外，通过这样的归类分析，也可以看出有些概念仍不够清晰。

（一）表部

1.《伤寒论》1 条："太阳之为病，脉浮，头项强痛而恶寒。"

释：本条对太阳病不仅下了定义，而且以临床表现的症状、体征作为太阳病的真实内涵，从而确立了太阳病的范畴。"脉浮"是体征，是医生的客观发现。一般浮脉出现在外感病的初期，也代表着热的含义。在外感病，不发热的人很少出现浮脉。因此，浮脉也为体内温度增高表现在外的一个客观指征。另外，"恶寒"是表部血管收缩而使散热减少，所以会引起体内热度的增加。"头项强痛"是外感病初期，病邪作用于表部头项部的肌肉，引起痉挛而出现的僵直不舒服的主观感觉，此条基本上包括了太阳病的特点，所以我们认为本条是《伤寒论》中太阳病的纲领证。它统摄着整个表部阳证。

2.《伤寒论》2 条："太阳病，发热汗出，恶风脉缓者，名为中风。"

释：本条是对"中风"这一名称下了确切的定义。实际这一证是桂枝汤证，指出了桂枝证的主要特征，在以后的桂枝汤条文中，大多是在此证范畴的。如 12、13、54、95 等条，都是属于本条范围的更具体的证。

3.《伤寒论》3 条："太阳病，或已发热，或未发热，必恶寒，体痛，呕逆，脉阴阳俱紧者，名为伤寒。"

释：此条是对"伤寒"这一名称下的定义，它既非《伤寒论》的"伤寒"，也非后世和现代医家称的由伤寒杆菌引起的"伤寒"。因此，不要对同一名称，不问其"内容"是什么而混为一谈。此处所指的是麻黄汤证的主要表现。如《伤寒论》中 35、46、55 等条，都属"伤寒"的范畴，是"伤寒"的具体辨证。

4.《伤寒论》6 条："太阳病，发热而渴，不恶寒者为温病。若发汗已，身灼热者，名风温。"

释：一个太阳病，可能由于体内热度的增加，津液的耗散而引起了口渴。太阳病的"恶寒"消失，说明病已不在太阳病范畴。因而，对此变化，另给出了一个名称，命名为"温病"。后世的温病学家对热性病起名为"温病"，也可能由此而起。"风温"可能与"温病"属同一类证，在热度上可能更高，而出现了"身灼热"。从本条可以看出，张仲景对同一类病，病情程度不同也以不同的名称予以区别。

5.《伤寒论》114条："太阳病以火熏之，不得汗，其人必躁，到经不解，必清血，名为火邪。"

释：本条是描述一个太阳病，由于治不得法，所以"不得汗"，而且增加了"躁"；"到经不解"，可能在当时流行着按日传一经的说法，可能病期为"七日"，即经络传遍仍不解；又出现了"清血"，"清血"是大便血，"清"同"圊"，将这种情况称为"火邪"。

6.《伤寒论》337条："凡厥者，阴阳气不相顺接，便为厥，厥者，手足逆冷者是也。"

释：厥证在《伤寒论》中涉及的较多，此处对"厥"下了确切的定义，即"手足逆冷"，凡手足逆冷均属"厥"的范围。而且对所有厥证的发生机理予以高度而又明确的概括，即"阴阳气不相顺接"，相当于西医学对微循环障碍研究表明的那样：由于末梢微血管内弥漫性凝血，引起了动静脉不能按正常的微循环路径进行，而出现了"短路"，使正常的"顺接"不能进行，微循环血液瘀滞，末梢温度下降，而出现了厥证。本条应为《伤寒论》中厥阴病之纲领证。此处不仅指出了厥阴病的临床主要表现，而且也叙述了厥阴病形成的机理，较全面地概括了厥阴病的特征。

（二）中部

1.《伤寒论》263条："少阳之为病，口苦，咽干，目眩也。"

释：这条是对少阳病的定义与范畴做了明确的规定。"口苦、咽干、目眩"是少阳病的常见证，尤其是"口苦、咽干"两证，在少阳病期更易遇到。但是，这不是临床上少阳病的特征，在阳明病中也可见到，如189条"口苦、咽干"，198条的"头眩"，仅凭此不能作为与阳明病区别的依据。因此，在三部六病中，将少阳病的提纲拟为"少阳病，心中热烦，胸满，身热或往来寒热，咽干，口苦，小便黄赤"。这样，就全面地反映了少阳病的特征。少阳病是热性病的中期，是临床上热性病占比例最多的一类病，尤其在传染病流行阶段更为突出。《伤寒论》中，少阳病类仅有10条，而且治疗的方剂仅有一小柴胡汤，这远远不能满足临床辨证论治的需要。在《三部六病辑要》中，将少阳病类进行了大的扩充，以利于临床实践。《伤寒论》中少阳病的小柴胡汤，非少阳病之正方。少阳病是热实之病，因此，寒凉剂才为正方。小柴胡汤，古今医家均称为和剂，有调和阴阳的作用，所以，小柴胡汤只能作阴阳互杂之证的辨证用方，而不能作为纯阳之证的少阳病辨证用方。

2.《伤寒论》281条："少阴之为病，脉微细，但欲寐也。"

释：本条是《伤寒论》中少阴病的纲领证，也是对少阴病下的定义。"脉微细，但欲寐"是少阴病的一种情况，它不能代表少阴病的主要特征。少阴病，古今医家均认为是"心病"，是心机能不足的种种表现。心机能不足常见的症状为"心动悸"，即在心功能低下时，凡增加心脏负荷的活动均会引起"心悸、短气"。另外，少阴病是一虚寒病，在心机能不足时，常见的另一个症是"背恶寒"，因此在三部六病学说中，将少阴病的纲领证定为"少阴病，心动悸，短气，背恶寒，或脉微细，或但欲寐"。少阴病的脉不全是微细，有时可表现为数、涩、结、代等，故以"或微细"略之。

《伤寒论》中少阴病类的处方，大都不合其类，如：麻黄细辛附子汤、黄连阿胶汤、桃花汤、吴茱萸汤、猪苓汤、大承气汤等。所以在前边"辨证篇"中，予以了重新归类。

3.《伤寒论》178条："脉按之来缓，时一止复来者，名曰结，又脉来，动而中止，更来小数，中有还者反动，名曰结，阴也；脉来动而中止，不能自还，因而复动者，名曰代，阴也；得此脉者，必难治。"

释：此处叙述一些心律失常病人表现的部分脉象特征，以"结代"命之。"结"脉又分为两类，即"脉按之来缓，时一止复来者"，这可能为结性逸搏；"又脉来动而中止，更来少数，中有反动"，这可能为期前收缩，也有人认为心房纤颤。代脉只一种，即"脉来动而中止，不能自还，因而复动者"，这可能是一种结性房室传导阻滞。仲景认为"得此脉者，必难治"，无论"结"或"代"都是"阴也"，属于器质性心脏病的心律失常，因此说"必难治"，这种情况用炙甘草汤较宜。

（三）里部

1.《伤寒论》180条："阳明之为病，胃家实是也。"

释：本条是对阳明病主要特征的描述。"胃家实"不是单指"胃"，而是指整个消化系统。"胃家实"仅叙出了阳明病实的一面，阳明病还有热的一面，此条没有将阳明病热的特点予以描述，但在其他阳明病条文中有了描述，如：182条"问曰：阳明病外证云何？答曰？身热汗自出，不恶寒反恶热也"；209条"阳明病，潮热，大便硬者，可与大承气汤……"

2.《伤寒论》215条："阳明病，谵语有潮热，反不能食者，胃中必有燥屎五六枚也。"

释：这里的"身热汗自出，不恶寒反恶热""潮热""谵语"等征，都是阳明病热的表现。所以，在三部六病中，将阳明病的纲领证定为"阳明病，胃家实，发潮热，自汗出，大便难"，既指出了阳明病的热，也指出了阳明病的实，全面描述了阳明病类的特征。

3.《伤寒论》273条："太阴之为病，腹满而吐，食不下，自利益甚，时腹自痛，若下之，必胸下结硬。"

释：本条较全面地叙述了太阴病虚寒的特点，而且指出了"若下之，必胸下结硬"，是《伤寒论》中六病纲领证中较全面的一条，代表了太阴病的特征。在三部六病中，太阴病纲领证的条文基本内容就是采用的这一条。

4.《伤寒论》108条："伤寒腹满谵语，寸口脉浮而紧，此肝乘脾也，名曰纵，刺期门。"

5.《伤寒论》109条："伤寒发热，啬啬恶寒，大渴欲饮水，其腹必满，自汗出，小便利，其病欲解，此肝乘肺也，名曰横，刺期门。"

释：上两条是针刺辨证的临床见证，用"纵""横"两字，代表了两种病证的内容，同时也指出了针刺的部位都是"期门"。这可视为"异病同治"的一个例证。

6.《伤寒论》128条:"问曰:病有结胸,有脏结,其状何如? 答曰:按之痛,寸脉浮,关脉沉,名曰结胸也。"

释:这条是"结胸"证的定义范畴与具体见证,这里指的是大陷胸汤证的"结胸"证,可以参看《伤寒论》中的131、134、135、136诸条。结胸证可能为胸水,也可能为胸肋膜炎。要结合西医学临床予以确立。

7.《伤寒论》129条:"何谓脏结? 答:如结胸状,饮食如故,时时下利,寸脉浮,关脉小细沉紧,名曰脏结,舌上白苔滑者,难治。"

释:本条是对"脏结"证下的定义,也是"脏结"证与"结胸"证的区别。

8.《伤寒论》167条:"病胁下素有痞,连在脐旁,痛引少腹,入阴筋者,此名脏结,死。"

释:这条也为"脏结",但与上条不同,是"脏结"另一类型。从这段文字描述,这类似于一个斜疝的病人,而且演化为"嵌顿疝"或为绞窄性肠梗阻,所以判定为"死"。

9.《伤寒论》179条:"问曰:病有太阳阳明,有正阳阳明,有少阳阳明,何谓也? 答曰:太阳阳明者,脾约是也;正阳阳明者,胃家实是也;少阳阳明者,发汗利小便已,胃中燥烦实,大便难是也。"

释:这条对三种不同的阳明病从形成原因到临床表现给予了区分。"太阳阳明,脾约是也",可能由太阳病演化为阳明病,"脾约"是脾的功能受到制约,脾的输布津液的功能不能发挥而形成了大便硬,这可能由于太阳病期,造成了津液缺乏,归过于脾功能受制约。"正阳阳明者,胃家实是也",这可能为正常阳明病的表现,非由他病转化而来。"少阳阳明者,发汗,利小便已,胃中燥、烦、实,大便难是也。"这里说明了造成津液缺少的汗法和利尿法,可以使肠内津液缺乏而形成阳明病。从181条可以更清楚地说明阳明病的成因之一是津液的丢失而造成的。

10.《伤寒论》182条:"问曰:阳明病外证云何? 答曰:身热,汗自出,不恶寒,反恶热也。"

释:这条指明阳明病外证的表现范围与具体见症,实际是阳明证"热"方面的表现症状。

11.《伤寒论》190条："阳明病，若能食，名中风；不能食，名中寒。"

释：在阳明病中，又划分了"中风"与"中寒"的区别在于"能食"与"不能食"。这里的"中风"与《伤寒论》2条的"中风"是同名而不同质，这里是实热证，2条的"中风"是虚寒证。从这里也可看出，在《伤寒论》中确实存在着名称、概念混淆的地方，有关这样的错误，不进行更正是不能为临床服务的。

12.《伤寒论》326条："厥阴之为病，消渴，气上撞心，心中疼热，饥而不欲食，食则吐蛔，下之利不止。"

释：这条在《伤寒论》中列为厥阴病的首条，不少医家也将此文作为厥阴病的纲领证，但也有不少医家持否定态度。我认为这一条虽在文前冠以"厥阴之为病"，但在整个条文中没有一点厥阴病的征象，而是一个肠虫症的表现特征，因此不能作为厥阴病提纲。此条与338条是一类病证，属乌梅丸证。即使有厥证的表现，也与厥阴之厥不同。当归四逆汤证才为真正的厥阴证。

13.《伤寒论》382条："问曰：病有霍乱者何？答曰：呕吐而利，此名霍乱。"

释："霍乱"非仅指西医学由霍乱弧菌引起的确定型"霍乱病"，而且还包括了西医学的急性胃肠炎、沙门菌感染等病证。此条将"呕吐下利"均划为霍乱范畴。因此，在临床时，要结合西医学知识予以鉴别。

14.《伤寒论》383条："问曰：病发热头痛，身疼恶寒，吐利者，此属何病？答曰：此名霍乱。霍乱，自吐下，又利止，复更发热也。"

释：此条也属《伤寒论》中的"霍乱"类，但此条见症有了增加，除吐利外，又有头痛、身疼、发热恶寒等症状，但是，治疗是相同的，葛根芩连汤合生姜泻心汤有很好的效果。

二、病机分析

本节就《伤寒论》中病的转化（传变）病理、论治依据等病机方面的问题予以分析，通过学习这章的有关条文，可以更进一步看到张仲景不仅是一个临床实践家，同时也是一个卓越的医学理论家。其以质朴的语言，对不同的病证进行了精辟的剖析论述，更加体会到张仲景为千古医家之良师是当之无愧的。

（一）表部病

1.《伤寒论》4条："伤寒一日，太阳受之，脉若静者，为不传，颇欲吐，若躁烦，脉数急者，为传也。"

2.《伤寒论》5条："伤寒二三日，阳明少阳证不见者，为不传也。"

释：这两条是对疾病传变的分析，也是对《黄帝内经》中关于日传一经的否定，完全是以临床病日的真实病证为判断当属何病的标准。4条是"伤寒一日，太阳受之"，如果是"脉若静者"，"为不传"；如果为"颇欲吐，若燥烦，脉数急者"，"为传也"。5条也是同样以病人的具体表现而定病属何病。《黄帝内经》一般常谓一日太阳，二日阳明，三日少阳，但此处病虽已"二三日"，"阳明少阳证不见者，为不传也"。这就说明张仲景的医学态度是实事求是，不是人云亦云的附和之辈。

3.《伤寒论》8条："太阳病，头痛至七日以上自愈者，以行其经尽故也；若欲作再经者，针足阳明，使经不传则愈。"

释："头痛至七日以上者，以其经尽故也"是指《黄帝内经》中的病日传一经而言，七日以上是说明病顺经络传变，各经都已传遍，故称为"经尽"，下段的"欲作再经者"，是指病无自愈之象，所以要"针足阳明，使经不传则愈"。"使经不传"是言使病不再沿经传变，以针刺阻其传变，故病愈。这说明张仲景不仅是用汤方治病，同时也灵活地运用针刺法治病。

4.《伤寒论》9条："太阳病，欲解时，从巳至未上。"

释：本条是讲太阳病欲解的时间，是上午9时始至下午3时止，是全日阳气较盛期，可能机体能借此阳气，使邪从表解。尽管天人有相应之感，西医学也谈生物节律，但此处这种说法是十分不可靠的，与临床实际常脱节。

5.《伤寒论》11 条:"病人身大热,反欲得衣者,热在皮肤,寒在骨髓也;身大寒,反不欲近衣者,寒在皮肤,热在骨髓也。"

释: 这条通过病人"欲得衣"与"不欲近衣"两种情况来区分真假寒热。但这种鉴别法很不可靠,在一些热病的初期(太阳病)病人体温很高,常见有大叶性肺炎、急性肾盂肾炎等,病人不仅"欲得衣",更喜厚被覆盖,但这种情况不是"热在皮肤,寒在骨髓",治疗更不能用大热之剂,否则将加重病情。又如《伤寒论》317 条"身反不恶寒,其人面色赤",病人不恶寒,当然也"不欲近衣",但这是一个阴病的通脉四逆汤证,如果仅从"不恶寒"与"面色赤"误用寒凉之剂,药入则毙命。因此,在临床中,要全面地审度病人的临床表现,不能仅凭此一种表现形式而判断寒热的真实属性。

6.《伤寒论》30 条:"问曰:证象阳旦,按法治之而增剧,厥逆,咽中干,两胫拘急而谵语,师曰:言夜半手足当温,两脚当伸,后如师言,何以知此?答曰:寸口脉浮而大,浮为风,大为虚,风则生微热,虚则两胫挛,病形象桂枝,因加附子参其间,增桂令汗出,附子温经,亡阳故也,厥逆咽中干,烦躁,阳明内结,谵语烦乱,更饮甘草干姜汤。夜半阳气还,两足当热,胫尚微拘急。重与芍药甘草汤,尔乃胫伸。以承气汤微溏则止其谵语,故知病可愈。"

释: 古今医家均认为此条非仲景文,且文意难解,我也同意此观点。

7.《伤寒论》47 条:"太阳病,脉浮紧,发热身无汗,自衄者愈。"

释: 衄可以使体内热邪外溢,同发汗排邪有同样意义。汗来源于血,汗多伤血,衄血过多也会伤血。这条为麻黄汤证,如病人衄后仍不解,仍用麻黄汤解之。

8.《伤寒论》49 条:"脉浮数者,法当汗出而愈,若下之,身重心悸者,不可发汗,当自汗出乃解,所以然者,尺中脉微,此里虚,须表里实,津液自和,便自汗出愈。"

释: "身重心悸"是误用下法,造成体液丢失,致使血容量不足而出现"身重心悸",所以言"不可发汗",当体内津液恢复正常后,即

"自汗出乃解"。末段文是从"尺中脉微"而判断出为"此里虚",因此，需要用实"表里"的方法来治疗。实表的方法是桂枝汤，实里的方法是理中九类。用此方法使体内津液正常后，"便自汗出愈"。

9.《伤寒论》50条："脉浮紧者，法当身疼痛，宜以汗解之。假令尺中迟者，不可发汗。何以知然？以荣气不足，血少故也。"

释：这条是麻黄汤证，故言"宜以汗解之"，但是从"尺中脉迟"知"荣气不足，血少故也"。汗是从血液而来，血少发汗则会加重血容量的不足，所以"不可发汗"，当先补足血容量后再发汗。

10.《伤寒论》53条："病常自汗出者，此为荣气和，荣气和者，外不谐，以卫气不共荣气谐和故尔。以荣行脉中，卫行脉外，复发其汗，荣卫和则愈，宜桂枝汤。"

释：此条是对桂枝汤证"自汗出"具体证的病理分析。"荣气"与"营气"同一意义，可以理解为血液中的"营养"成分，这些成分有养荣全身的作用，故以"荣气"名之。这些成分运行于脉管之中，故曰"荣行脉中"。"卫气"可以理解为血液中具有防卫机能的成分，主要为白细胞、淋巴细胞等，这些成分在与病邪斗争时，可以游溢于血管之外，故曰"卫行脉外"。桂枝汤证的自汗出的分析推测，不一定尽合西医学之理。不过，此处强调了"荣卫和"是病愈的基础，桂枝汤的作用就是调和"荣卫"，通过桂枝汤这一控制手段，达到了"荣卫和则愈"的目的。

11.《伤寒论》90条："本发汗，而复下之，此为逆也；若先发汗，治不为逆。本先下之，而反汗之为逆；若先下之，治不为逆。"

释：本条记述汗下之法使用的时机，要视具体病证而定，也要看哪方面是主导，急者先治之，缓者后治之。

12.《伤寒论》113条："形作伤寒。其脉不弦紧而弱，弱者必渴，被火必谵语，弱者发热脉浮，解之当汗出愈。"

释："伤寒"当为紧脉，此处为弱脉，故不能当"伤寒"治。"火"法是古代的一种发汗法。"弱脉必渴"，非临床必定事实。有些弱脉可以不渴，此言不完全正确。

13.《伤寒论》116条："微数之脉，慎不可灸，因火为邪，则为烦逆，追虚逐实，血散脉中，火气虽微，内攻有力，焦骨伤筋，血难复也；脉浮宜以汗解，用火灸之，邪无从出，因火而盛，病从腰以下，必重而痹，名火逆也，欲自解者，必当先烦，烦乃有汗而解，何以知之，脉浮故知汗出解。"

释："微数之脉"，是血容量不足而又有热的一种脉象，多见体弱外感之人。"脉微"是内虚的表现，可参见49条；"脉数"是热的表现，用灸法可助热盛，更加重津液消耗，所以言"慎不可灸"。后文是对灸的副作用的分析。

14.《伤寒论》153条："太阳病，医发汗，遂发热恶寒，因复下之，心下痞，表里俱虚，阴阳气并竭，无阳则阴独，复加烧针，因胸烦，面色青黄，肤瞤者，难治，今色微黄，手足温，易愈。"

释：太阳病，用汗法无原则错误，但用汗法可能为用法不当，还存在"发热恶寒"证，医生却又另用下法，犯了原则错误，造成了"表里俱虚，阴阳气并竭"的病危情况，显示出完全是阴证的情况。如再加用烧针，更促进了病情的恶化，出现"面色青黄，肤瞤"的厥阴病象，故定为"难治"。但如果面色"微黄，手足温"说明病情尚不十分严重，故言"易愈"。"肤瞤"为肌肉不自主的抽动，是病危的一种表现。

15.《伤寒论》227条："脉浮，发热，口干，鼻燥，能食者则衄。"

释："脉浮，发热，口干，鼻燥"说明体内热度增加而津液相对缺乏，引起鼻黏膜干燥而毛细血管易受外力的作用而破裂引起鼻衄。"能食者"可能是助长了体内温度的上升，更易引起鼻衄，但这不完全符合临床事实，有些证能食者也不一定出现衄，此条仅说明"能食"可能会助阳气上升而致衄。

16.《伤寒论》75条："未持脉时，病人叉手自冒心，师因教试令咳而不咳者，此必两耳聋无闻也，所以然者，以重发汗虚故如此，发汗后，饮水多必喘，以水灌之亦喘。"

释：在肠伤寒病人中，出现耳聋很常见，所以有人称为"聋耳伤寒"。这里的病人可能为一个肠伤寒病，不发汗也有这种情况发生，可能为高烧引起听觉神经的障碍，发汗可能会加重耳聋的发生。"发汗后饮水多必喘，以水灌之也喘"这种情况可能会发生，但不是必定发生。水多可能引起胃肠功能失调，迷走神经兴奋，而诱发支气管痉挛而出现喘。

17.《伤寒论》111条："太阳病中风，以火劫发汗，邪风被火热，血气流溢，失其常度。两阳相熏灼，其身发黄。阳盛则欲衄，阴虚小便难。阴阳俱虚竭，身体则枯燥，但头汗出，剂颈而还，腹满微喘，口干咽烂，或不大便，久则谵语，甚者至哕，手足躁扰，捻衣摸床，小便利者，其人可治。"

释："太阳病中风"是桂枝汤证的别称，本因其"自汗出"而津液已耗，今又"以火劫发汗"令其更加伤津，过度脱水，可能导致溶血等证的发生，故曰"其身发黄"；"火劫"而致阳盛，故有衄的发生；津液内耗，尿液减少，故曰"阴虚小便难"；津液为阴，亡阴也亡阳，故曰"阴阳俱虚竭"。上述各证，均由脱水而致，严重者出现"谵语，手足躁扰，捻衣摸床"等神志不清的表现；"小便利，其人可治"，是通过对尿量的观察，"小便利"说明体内津液恢复能维持体内需要，故曰"其人可治"。

18.《伤寒论》121条："太阳病吐之，但太阳病当恶寒，今反不恶寒，不欲近衣，此为吐之内烦也。"

释：太阳病应该用汗法，今用吐法，犯了原则性的治疗错误，吐可以损伤胃的机能，引起神经症状——烦。当人烦躁时，则恶寒证消失，故"不欲近衣"。

19.《伤寒论》327条："厥阴中风，脉微浮为欲愈，不浮为未愈。"

释："厥阴中风"这一名称，仲景未给以明确的定义范畴，不知临床的具体证是何表现，姑且以厥阴病论之。厥阴病的脉是"脉微欲绝"，今"脉微浮"说明阴病显阳象，是病情好转的表现，故曰"为欲愈也"。

20.《伤寒论》328条："厥阴病，欲解时，从丑至卯上。"

释："丑时"为凌晨1～3时，"卯时"凌晨5～7时，这为阳气上升阴气消减之时。厥阴病为阴病，得阳而阴消，故曰"欲解"，但这不是临床的事实，有些病人常在此时死亡。所以必须以临床见证为辨证的依据。

21.《伤寒论》332条："伤寒始发热六日，厥反九日而利，凡厥利者，当不能食者，恐为除中。食以索饼，不发热者，知胃气尚在，必愈。恐暴热未出而复去也，后日，脉之，其热续在者，期之旦日夜半愈。所以然者，本发热六日，厥反九日，复发热三日，并前六日亦为九日，与厥相应，故期之旦日夜半愈，后三日脉之，而脉数，其热不罢者，此为热气有余，必发痈脓也。"

释：此条并非临床事实，厥与热也并非按此进行，因此，只能从文意上理解为：如果一个厥阴病，寒热相当，可能有病愈的可能；"除中"为中气消失即消化机能耗失；"食以索饼"而未见发热之阳脱，即不为除中，所以称"胃气尚在"；"脉数"是热的表现，在痈病常见之；"期之旦日夜半愈"是等到次日半夜病愈之意，此非临床事实。此处推算病愈的时间很不可靠，不可因此而贻误病机。

22.《伤寒论》335条："伤寒一二日至四五日厥者，必发热，前热者后必厥，厥深者，热亦深，厥微者，热亦微。厥应下之，而反发汗者，必口伤烂赤。"

释：此条与上条均不能作为临床应用的信条，否则将延误病机。"前热者后必厥，厥深者热亦深，厥微者热亦微"非临床必定事实。"厥应下之"也为错误的治疗，如果为大承气汤证有手足逆冷时，可用下法，但必须为真阳明假厥阴证，否则不得用之。"必口伤烂赤"，在热病后期常有口伤烂赤，可能因发汗而伤津液，或为热病营养素缺乏所致，但并非一定出现。

23.《伤寒论》342条："伤寒厥四日，热反三日，复厥五日，其病为进，寒多热少，阳气退，故为进也。"

释：通过厥与热的交替出现，以"寒多热少"，故曰"阳气退""为进也"。一般情况下，阳病较阴病易医，阳病说明机体抵抗力尚好，即反应性尚好，正气尚存；而阴性病，多为机体反应性弱，机能减退，治疗多感棘手。

24.《伤寒论》343 条："伤寒六七日，脉微，手足厥冷，烦躁，灸厥阴，厥不还者，死。"

释：这是一个真厥阴证，"灸厥阴"为灸厥阴经穴位，以热祛寒。"厥不还者，死"当理解为"厥不去者，死"。通过灸法，如果厥证不消失，说明病情严重。应换用四逆汤或当归四逆汤治之。

25.《伤寒论》344 条："伤寒发热，下利厥逆，躁不得卧者，死。"

释：这条"下利"而致"厥逆"，加上"躁不得卧"是休克前期的躁动，因此可加重休克，故曰死。

26.《伤寒论》345 条："伤寒发热，下利至甚，厥不止者，死。"

释：这条可能为肠道传染病，因"下利至甚"引起的微循环障碍呈现厥阴病的表现，应以四逆汤治之。"厥不止者，死"是指厥逆继续发展，必死。

27.《伤寒论》346 条："伤寒六七日不利，便发热而利，其人汗出不止者，死。有阴无阳故也。"

释：下利已引起体液丢失，再加之"汗出不止"，说明体液丢失更为严重，故曰"死"。在汉代没有现代的静脉给液的补充方法，这种判断是对的，但在今天的条件下，结合西医治疗方法，可能就会起死回生。"有阴无阳"是指因脱水而转化为厥阴病，脱水过度，阳随阴脱，应当为"阴阳俱失"。

28.《伤寒论》348 条："发热而厥，七日下利者，为难治。"

释：此条含有上条的机理，也是由于下利脱水造成"阴阳俱虚"，故曰"难治"。

29.《伤寒论》349 条："伤寒脉促，手足厥逆可灸之。"

促脉是心机能衰竭引起心律失常的表现，加之"手足厥逆"，有厥阴病表现，所以用温热的灸法劫寒。

30.《伤寒论》362 条："下利手足厥冷，无脉者，灸之不温；若脉不还，反微喘者，死。少阴负趺阳者，为顺也。"

释：本条是一个真厥阴病，用灸这种温热疗法尚不能使"手足厥冷"消失，而且脉不能出现，又增加"微喘"这一临终前的心肺机能衰竭的表现，故曰"死"。"少阴负趺阳者，为顺也"，此言不好理解，存疑。

31.《伤寒论》211条："发汗多，重发汗者，亡其阳，谵语，脉短者死，脉自和者不死。"

释："发汗多，重发汗者，亡其阳，谵语"是一个太阳病，过度反复地用汗法，引起体液丢失，阳随液脱，故曰"亡其阳"。"脉短"是血容量不足与心机能衰竭的表现，故曰"死"。"脉自和者"是脉基本正常，说明体液尚能维持正常需要，故曰"不死"。

32.《伤寒论》339条："伤寒热少微厥，指头寒，嘿嘿不欲食，烦躁，数日小便利，色白者，此热除也，欲得食，其病为愈；若厥而呕，胸胁烦满者，其后必便血。"

释："热少微厥，指头寒"为厥阴证的表现形式，但不是真厥阴病，是其他病证显厥阴病象，是一个里部太阴病。"数日，小便利，色白者"，判断里部无热，而言"此热除也"。"欲得食"是里部功能恢复，预测"其病为愈"。"厥而呕，胸胁烦满者，其后必便血"，虽阳复太过，亦未必便血。这仍是一个太阴病为主的合病，要视具体病状而治之。

33.《伤寒论》340条："病者手足厥冷，言我不结胸，小腹满，按之痛者，此冷结在膀胱关元也。"

释：此证可能为一个太阴病显示的厥阴病象，从"小腹满，按之痛者，此冷结在膀胱关元也"，考虑可能为下腹部肠道病变，里部之寒只有太阴病，可以灸关元，也可以用四逆汤温之。

34.《伤寒论》341条："伤寒发热四日，厥反三日，复热四日，厥少热多者，其病当愈。四日至七日，热不除者，必便脓血。"

释：此条与342条有相似之处，以寒热之日数，预测病的发展趋势，此不成定数，故不足为凭。"四日至七日，热不除者，必便脓血"也非为临床必见事实。脓血便是菌痢的典型症状，但菌痢之利，并非发病后"四日至七日，热不除"才"便脓血"，常为发病1～2日即出现"便脓血"。

35.《伤寒论》368条："下利后脉绝，手足厥冷，晬时脉还，手足温者生，脉不还者死。"

释：此证为由太阴病之下利，造成的微循环障碍而转化为厥阴病。"晬时"是指24小时；"手足温者生"是微循环障碍解除，脉还而手足温，故曰"生"；如果"脉不还者"说明病情严重，死的可能性大，这是与临床相符合的。

（二）中部病

1.《伤寒论》101条："伤寒中风，有柴胡证，但见一证便是，不必悉具。凡柴胡汤病证而下之，若柴胡证不罢者，复与柴胡汤，必蒸蒸而振，却复发热，汗出而解。"

释："伤寒中风"无实际意义，可译为外感热病；"有柴胡证，但见一证便是，不必悉具"，柴胡证以96条的柴胡证为标准证，但这些不必全有，只有一证即可，说明每个柴胡汤证的单证都具有独立辨证定性的意义。"凡柴胡证而下之，若柴胡证不罢者，复与柴胡汤"，这是告诫医生，不要随意更方，要因证而治，证不变者方也不变。不仅柴胡证如此，其他证也如此。三部六病中的"定证、定方"就是依此而来。"必蒸蒸而振，却复发热，汗出而解"是服柴胡汤后出现的驱病外出的反应，临床常见有些病人特别在肠伤寒病流行期，有的病人服柴胡汤后确实是这种反应，但病人很快因汗出热消而病解。

2.《伤寒论》143条："妇人中风，发热恶寒，经水适来，得之七八日，热除而脉迟身凉，胸胁下满，如结胸状，谵语者，此为热入血室也，当刺期门，随其实而取之。"

释：此为妇女经期的一种反应，也可能经期患外感证。平素表虚，妇人经期易患感冒等证，甚至在经期出现精神失常。此处的表现可能为一种情况，仲景将此种情况分析为"此为热入血室也"。血室是指子宫，而且指出了治疗方法，"刺期门"。在108和109条中，仲景也言"刺期门"。可见此穴位是一个治疗多种病的穴位。"随其实而取之"当理解为是随其病的实际情况而采取适当的治疗方法，当然也包括此处的针刺术。

3.《伤寒论》145 条："妇人伤寒，发热，经水适来，昼日明了，暮则谵语，如见鬼状者，此为热入血室，无犯胃气及上二焦，必自愈。"

释：此条证与上证的分析相同，是经期出现的精神症状，病机也与上条同。"无犯胃气及上二焦"，上二焦是指上焦与中焦。三焦在中医学中，一般以《灵枢·营卫生会》篇为准。其言"上焦如雾""中焦如沤""下焦如渎"，可以理解为上焦指肺的功能，主气，中焦指消化吸收功能，指胃与肠，下焦是指肾脏膀胱的功能。"无犯胃气及上二焦"，可以理解为不要用其他不适当的治疗方法，如下法、吐法等损伤胃气和肺气，待经血过之后，热随经血而去，故曰"必自愈"。西医学认为，经期可能引起内分泌的变化，一些妇女不能适应这种变化而出现精神症状。经血之后，内分泌恢复正常，所以病也自愈。

4.《伤寒论》149 条："伤寒五六日，呕而发热者，柴胡汤证具，而以他药下之。柴胡证仍在者，复与柴胡汤，此虽已下之，不为逆，必蒸蒸而振；却发热汗出而解，若心下满而硬痛者，此为结胸也，大陷胸汤主之。但满而不痛者，此为痞，柴胡不中与之，宜半夏泻心汤。"

释：此条与 101 条有相似之处，虽有误治，但病证未发生转化，仍为柴胡证，故曰"复与柴胡汤""不为逆"。这里也同时讨论了大陷胸汤证和半夏泻心汤证、柴胡证有相似之处，但细辨却不同。所以言"柴胡不中与之"。此条指出了辨证论治的原则是证不变方不变，证若变，方必变。

5.《伤寒论》150 条："太阳少阳并病，而反下之，成结胸，心下硬，下利不止，水浆不下，其人心烦。"

释："太阳少阳并病"可参考 142、171 条。142 与 171 条证相似，治疗方法也相同，均用针刺法，取穴位也基本相似。前言"慎不可发汗"，后言"慎勿下之"，此条也因"反下之"造成"下利不止，水浆不下，其人心烦"，均应用针刺法治疗。

6.《伤寒论》267 条："若已吐下、发汗、温针，谵语，柴胡证罢，此为坏病，知犯何逆，以法治之。"

释：从"柴胡证罢，此为坏病"可知，原证为柴胡证，因用"吐、下、发汗、温针"等错误的治疗方法，又增加了"谵语"的神经症状。本应用小柴胡汤和之，但错误治疗转化为调胃承气汤证，可参看29条"少少与之，谵语则止"。

7.《伤寒论》271条："伤寒三日，少阳脉小者，欲已也。"

释： 此条"伤寒三日，少阳脉小者"可以理解为一个热性病已经三日，呈少阳病表现，其热度应随日而增，多由浮脉转为洪脉或滑脉。今"脉小"说明体内热度在减少，故预测为"欲已也"。这为体内抵抗力增强，病向自愈发展。

8.《伤寒论》272条："少阳病，欲解时，从寅至辰上。"

释： "从寅至辰上"是从凌晨3点始至上午9点止的时间，此时，一般热性病都较下午为轻，如果肯定为少阳病欲解的时间是与临床事实不相符合的。

9.《伤寒论》282条："少阴病，欲吐不吐。心烦但欲寐，五六日自利，而渴者，属少阴也。虚故引水自救，若小便色白者，少阴病形悉具。小便白者，以下焦虚有寒，不能制水，故令色白也。"

释： 此条是一个少阴病又出现了太阴病的症状——"欲吐不吐""五六日自利"。"心烦"是由"欲吐不吐"而致，"口渴"是由"自利"而致使津液缺乏。但这些变化均未能改变少阴病的本质，故曰"属少阴也"。少阴病本身就是一个虚寒证，加之"自利"，所以更为虚寒，因而病人会出现要饮水的欲望，但本质为虚，故曰"虚故饮水自救"。从"小便色白者，少阴病形悉具"可看本证还是少阴病的本质，否则不能言"少阴病形悉具"。又通过"小便白者"来分析泌尿功能；此外的"下焦虚有寒，不能制水"可理解为调节水液代谢的机制不能正常地对水进行调节。

10.《伤寒论》283条："病人脉阴阳俱紧，反汗出者，亡阳也，此属少阴，法当咽痛，而复吐利。"

释： "病人脉阴阳俱紧"是指寸脉与尺脉俱紧。一般寸为阳，尺为阴。紧脉是脉管收缩的表现，一般因寒所致，主里寒。"反汗出者，亡阳也"，是本来病人已内寒，阳气已少，加之汗出，阳随汗失，故曰

"亡阳也"。亡阳造成了血容量不足，心机能衰减，因此判断为"此属少阴"。

"法当咽痛，而复吐利"应另当别论，不与此证相干，可参见 140 条，"脉紧者，必咽痛"均非临床的规律，所以不可为信。

11.《伤寒论》287 条："少阴病脉紧，至七八日，自下利，脉暴微，手足反温，脉紧反去者，为欲解也，虽烦下利，必自愈。"

释："脉暴微"是由于"自下利"造成血容量不足的表现，此时，应出现"手足厥冷"，但是病人"手足反温，脉紧反去"是病机好转的表现，故判断为"为欲解也"和"虽烦，下利必自愈"。

12.《伤寒论》288 条："少阴病下利，若利自止，恶寒而蜷卧，手足温者，可治。"

释：此条与上条机理相同，是机体抵抗力增强的表现，虽有"恶寒而蜷卧"的少阴病表现，但"手足温"，因此判断"可治"。

13.《伤寒论》289 条："少阴病，恶寒而蜷，时自烦，欲去衣被者，可治。"

释：通过"时自烦，欲去衣被"的分析，判断体内阳气渐盛而阴气渐衰，故曰"可治"。

14.《伤寒论》290 条："少阴中风，脉阳微阴浮者，为欲愈。"

释："少阴中风"证，仲景在《伤寒论》中未给出明确的定义与范畴，所以不能确立其具体证。但从文意看，当属少阴病类，"脉阳微阴浮"是体内阳气渐盛的表现，故曰"为欲愈"。

以上四条，是阴病见阳象，是病好转的表现，一般预后均较好。

15.《伤寒论》291 条："少阴病欲解时，从子至寅上。"

释："子至寅"，为夜 11 点始至凌晨 5 点止。这是阴气盛之时，少阴病为心病，病重者多在此时间内死亡。此处的"少阴病，欲解时，从子至寅上"与临床事实不符，此条不足为信。

16.《伤寒论》292 条："少阴病，吐利，手足不逆冷，反发热者，不死。脉不至者，灸少阴七壮。"

释：此条为少阴病又合太阴病厥阴病，是一个四逆汤证。"反发热者，不死"，虽貌似阴中见阳，是病好转之象，但是，在阴极显阳象的 317条通脉四逆汤和225条、353条均可见到"发热"，是病危的表现，应积极抢救。灸法是热补法，可以治疗阴证，但不如四逆汤可靠。

17.《伤寒论》293条："少阴病，八九日，一身手足尽热者，以热在膀胱，必便血也。"

释：此为阴病转阳的例子，可以用竹叶石膏汤或黄连阿胶汤，或白虎加人参汤之合方类治疗较为稳妥。这些方剂，既可以除热，又可以补虚。"以热在膀胱"是说热在下腹部，清热凉血，也可治疗便血。此证已非"少阴病"，实为"少阳病"。

18.《伤寒论》294条："少阴病，但厥无汗，而强发之。必动其血，未知从何道出，或从口鼻，或从目出者，是名下厥上竭，为难治。"

释：阴证，强用发汗法，是原则性治疗错误，虽不一定如此条之言，必然引起出血。但像这样的少阴与厥阴合证，强行发汗，小则病重一等，大则致人丧命，故仲景判断为"是名下厥上竭，为难治"。

19.《伤寒论》295条："少阴病，恶寒身蜷而利，手足逆冷者，不治。"

释：少阴病又出现了太阴与厥阴病的表现"利"和"手足逆冷"，成为三阴合病，当用四逆汤和通脉四逆汤治疗，不能采用"不治"的态度。此处的"不治"是说明病情非常危重。

20.《伤寒论》296条："少阴病，吐利躁烦，四逆者死。"

释：这条也为三阴合病，治疗同上。凡三阴合病，死亡性非常大，西医学在治各类休克末期病人时，也多感棘手。

21.《伤寒论》297条："少阴病，下利止，而头眩，时时自冒者，死。"

释："头眩，时时自冒者"，是休克病人的常见症状，"自冒"是头眩晕厥的表现，说明是血压低，不能维持脑部供血而产生的症状。

22.《伤寒论》298条："少阴病，四逆恶寒而身蜷，脉不至，不烦而躁者，死。"

释：这是三阴合病。"脉不至"是严重休克病人的表现。

以上几条，是讲三阴合病，是危重之证，死亡的机会很大。虽然如此，在今天的医疗条件下，要结合西医方法，尽力抢救。

23.《伤寒论》299 条："少阴病，六七日，息高者，死。"

释："息高"是呼吸衰竭的叹息样表现，也是临终病人的常见表现，故曰"死"。

24.《伤寒论》300 条："少阴病，脉微细沉，但欲卧，汗出不烦，自欲吐，至五六日自利，复烦躁不得卧寐者，死。"

释：一个心机能衰竭病人，如果再出现"汗出"和"自利"等损伤津液证时，说明病已处在死亡前期，是机体丧失调节能力而表现的汗出和大便失控而"自利"。

25.《伤寒论》308 条："少阴病，下利便脓血，可刺。"

释：这为一个少阴病伴有菌痢脓血便，针刺可以治疗，但不如结合药物治疗为好。可以用附子汤合白头翁汤治疗。

26.《伤寒论》325 条："少阴病，下利，脉微涩，呕而汗出，必数更衣，反少者，当温其上，灸之。"

释：这为一个少阴病合太阴病。"反少者"指大便次数而言，应用四逆汤较好，可以结合灸法治疗。灸的穴位常为上脘、中脘、足三里、百会等。

（三）里部病

1.《伤寒论》48 条："二阳并病，太阳初得病时，发其汗，汗先出不彻，因转属阳明，续自微汗出，不恶寒；若太阳病证不罢者，不可下，下之为逆，如此可小发汗；设面色缘缘正赤者，阳气怫郁在表，当解之熏之；若发汗不彻，不足言，阳气怫郁不得越，当汗不汗，其人躁烦，不知痛处，乍在腹中，乍在四肢，按之不可得，其人短气，但坐，以汗出不彻，故也，更发汗则愈。何以知汗出不彻？以脉涩故知也。"

释："二阳并病"指由太阳病并入阳明病而言。仲景在《伤寒论》中未对"并病"这一概念做出明确的定义范畴，因此在 48、220、142、171、150 条中，其含义也不尽相同，可参阅各条。此处的"二阳并病"

已成为阳明病，所以仲景言"因转属阳明"，当用承气汤治之。"续自微汗出，不恶寒"是阳明证的表现。这里仲景告诫"若太阳病证不罢者，不可下，下之为逆"。同时指出了治疗的原则与方法，即"如此可小发汗"。小发汗法有桂枝麻黄各半汤、桂枝二麻黄一汤等，要结合具体病证而定。

从"设面色缘缘正赤者"至"更发汗则愈"，这为一个大青龙汤证，在"斑疹伤寒"时，常见此表现，应用大发汗法，即用大青龙汤，故曰"更发汗则愈"。"何以知汗出不彻，以脉涩故知也"此言不妥。"脉涩"是里虚的表现，从214条"脉反微涩者，里虚也，为难治"和212条"涩者死"都说明涩脉是不能用发汗与攻下之法的，当先用温热剂，将"里虚"治愈，再看病情是何表现，择法而治之。

2.《伤寒论》56条："伤寒不大便六七日，头痛有热者，与承气汤，其小便清者，知不在里，仍在表也，当须发汗。若头痛者必衄，宜桂枝汤。"

释："头痛有热"是太阳病的常见证，但从"伤寒不大便六七日"断为阳明病，故"与承气汤"。阳明病是内伤津液之证，小便常黄而少，今"其小便清者"，判断为"知不在里，仍在表也"。"当须发汗"是指出了治疗的原则，具体用何方剂，要因证而定，未必"宜桂枝汤"。"若头痛者必衄"也并非临床的必然趋势，要具体问题具体分析。

3.《伤寒论》89条："病人有寒，复发汗，胃中冷，必吐蛔。"

释："病人有寒"常是指消化机能低下，而喜热食者，如"复发汗"，则加重阳气外越，即阳随汗亡，这样里寒可能加重，肠道内温度的变化，可能会导致蛔虫的扰动，进入胃中，则有吐蛔的可能。此时，应用四逆汤类合乌梅丸治之。参看277条。

4.《伤寒论》98条："得病六七日，脉迟浮弱，恶风寒，手足温，医二三下之。不能食，而胁下满痛，面目及身黄，颈项强，小便难，与柴胡汤。后必下重，本渴饮水而呕者，柴胡汤不中与也，食谷者哕。"

释：此证虽有"胁下满痛""呕"等类似柴胡证的表现，但不是柴胡证，故言"柴胡不中与也"。这是一个黄疸性肝炎的表现，血中胆红素的增加，可引起迷走神经兴奋而出现"脉迟"。肝炎初期，常有类感冒样症状和胃肠症状，如纳呆、恶心、呕吐等表现，但这是一个"瘀热在里"的病证，所以脉有"浮脉"和"不能食""食谷者哕""本渴饮水而呕""小便难"等症状出现，此为262条的麻黄连翘赤小豆汤证的较详细描述。麻黄、连翘解表，生姜温里，生梓白皮、赤小豆清热而利小便，是一个合病治疗方法。

5.《伤寒论》110条："太阳病，二日反躁，凡熨其背，而大汗出，大热入胃，胃中水竭，躁烦必发谵语。十余日振栗自下利者，此为欲解也。故其汗从腰以下不得汗，欲小便不得，反呕，欲失溲，足下恶风，大便硬，小便当数，而反不数，不多，大便已，头卓然而痛，其人足心必热，谷气下流故也。"

释："太阳病二日，反躁"是大青龙汤的表现，以"熨其背"的方法，而致"大汗出，大热入胃"，造成里部"胃中水竭"，而出现"躁烦"与"谵语"，转化为调胃承气汤证；"自下利"是里部津液恢复的表现，故曰"此为欲解也"；"故其汗从腰以下不得汗……而反不数及不多"是病人"欲解"而尚未解的表现，是一个小柴胡汤证，可参看148条；"从腰以下不得汗"是太阳证未解，"反呕欲失溲"是太阴证的表现，"大便难"是阳明证的表现，因此是一个半在里半在外的合病证，所以当以小柴胡汤解之；"大便已……谷气下流故也"是病人体弱，大便后起立时，出现直立性低血压的表现，有些体弱之人，下蹲久后起立时常有此表现。

6.《伤寒论》122条："病人脉数，数为热，当消谷引食，而反吐者，此为发汗，令阳气微，膈气虚，脉乃数也，数为客热，不能消谷，以胃中虚冷，故吐也。"

释："脉数"是热证常见脉，不仅在热性病中见到，在甲状腺功能亢进症、心肌炎等病也可见。如为甲亢，必然"当消谷引食"，如果在其他病中，就未必是这种情况；"发汗令阳气微，膈气虚"，"膈气虚"也为胃气虚，所以虽有"脉数"也"不能消谷"，仲景将其归结为"以胃中虚冷，故吐也"。

7.《伤寒论》274条:"太阴中风,四肢烦疼,脉阳微阴涩而长者,为欲愈。"

释:"太阴中风",仲景未给以明确的定义范畴,从"四肢烦痛"联想到387条的"身痛不休""宜桂枝汤小和之"。"阳微阴涩"均为虚脉,"长脉"是表现机体尚壮,有自愈的可能,故仲景预测"为欲愈也"。但依此脉证而论,还是用桂枝汤为宜。

8.《伤寒论》275条:"太阴病,欲解时,从亥至丑上。"

释:"从亥至丑上"是晚9时始至次日凌晨3时止。此时为阴气盛之时,太阴病也不可能在此时解,故不足为信。

9.《伤寒论》277条:"自利不渴者,属太阴,以其脏有寒故也。当温之,宜服四逆辈。"

释:此条记述了太阴病的病性特点与论治原则,对临床有很大的指导意义。也可以说明四逆汤不仅治厥阴病,也治太阴病。凡纯热之剂含"姜附"者均为"四逆辈"。"辈"当"类"解。

10.《伤寒论》278条:"伤寒脉浮而缓,手足自温者,系在太阴,太阴当发身黄,若小便自利者,不能发黄,至七八日,虽暴烦下利日十余行,必自止,以脾家实,腐秽当去故也。"

释:此条可参看187条,两证之表现相同,仅是一为"至七八日,虽暴烦下利日十余行",一为"至七八日,大便硬者,为阳明病也"。此条的"脾家实"可理解为脾家壮实,即里部功能恢复正常,出现自动的排邪功能,故"腐秽当去"。187条就应用承气汤,协助机体排除"腐秽"的硬粪。由此可知,表现相同的病,可能转归不同。

11.《伤寒论》280条:"太阴为病,脉弱,其人续自便利,设当行大黄芍药者,宜减之,以其人胃气弱,易动故也。"

释:这条是太阴病用药总的原则。太阴病性虚寒,宜用温补药,当有兼证而需用寒泻药时,要"宜减之",其理由是"胃气弱易动故也"。即这种病人,易被寒泻药作用而引起胃肠机能进一步衰减。

12.《伤寒论》130条:"脏结无阳证,不往来寒热,其人反静,舌上苔滑者,不可攻也。"

释：从129条知"脏结"是一阴性病，很像一个太阴与少阴合病，故此条言"脏结无阳证""不可攻也"。

13.《伤寒论》133条："结胸证悉具，烦躁者亦死。"

释：这条与132条，均是对结胸证转化的预测，一为"其脉浮大者，不可下，下之则死"，一为"结胸证悉具，烦躁者亦死"。但在临床中，也不能坐视，要结合病人的具体情况，应用适当的治疗方法。132条"脉浮大"为虚象，133条"烦躁"虽为结胸证的加证，但不一定"亦死"，从134条可知，治疗方法为大陷胸汤。

14.《伤寒论》140条："太阳病，下之，其脉促，不结胸者，此为欲解也；脉浮者，必结胸；脉紧者，必咽痛；脉弦者，必两肋拘急；脉细数者，头痛未止；脉沉紧者，必欲呕；脉沉滑者，协热利；脉浮滑者，必下血。"

释：此条是据脉测证，与临床事实并非一致，非见某脉必有某证。仲景临证都是脉证并重，此文与仲景基本思想不符，因此，在临床中不可拘泥于此，妄加推测。

15.《伤寒论》151条："脉浮而紧，而复下之，紧反入里，则作痞，按之自濡，但气痞耳。"

释：此本表部麻黄汤证，因"复下之"，而引起里部胃肠功能低下，所以出现了"痞"。这种"痞"的特点是"按之自濡"，是"气痞耳"，即胃胀气而出现心窝部胀满不适感，属太阴病类。

16.《伤寒论》160条："伤寒吐下后，发汗，虚烦，脉甚微，八九日心下痞硬，胁下痛，气上冲咽喉，眩冒，经脉动惕者，久而成痿。"

释："心下痞硬，胁下痛，气上冲咽喉"与152条的"心下痞硬，引胁下痛，干呕短气"证是同类证，是水积胸胁而致，宜用十枣汤。"眩冒，经脉动惕"与67条"发汗则动经，身为振振摇者"证为同类，是"吐下后，发汗"而引起血容量不足出现的虚脱表现，故显"虚烦，脉甚微"，宜用茯苓桂枝白术甘草汤。"久而成痿"当按"痿证"治。"痿证"相当于西医学的肌肉萎缩类疾患，宜用阴阳双补的方剂，如桂枝加人参汤、炙甘草汤等。

17.《伤寒论》270 条："伤寒三日，三阳为尽，三阴当受邪，其人反能食而不呕，此为三阴不受邪也。"

释：此条说明仲景时《黄帝内经》中"日传一经"的思想是比较盛行的，但是，仲景不拘泥于此，而仍按临床见证而定病性，以"其人反能食而不呕"而确立为"此为三阴不受邪也"，这是一种实事求是的医疗作风。

18.《伤寒论》391 条："吐利发汗，脉平，小烦者，以新虚不胜谷气故也。"

释："吐利发汗"造成了胃肠功能的低下，虽然从"脉平"说明机体基本康复，但是仍有"小烦"，是消化机能尚弱的表现，故曰"新虚不胜谷气故也"。宜减少食量，可参看 398 条。

19.《伤寒论》333 条："伤寒脉迟六七日，而反与黄芩汤彻其热，脉迟为寒，今与黄芩汤，复除其热，腹中应冷，当不能食，今反能食，此名除中，必死。"

释："脉迟"是里寒的表现，黄芩汤性凉，因此，更加重了里寒。应当出现"腹中应冷，当不能食"的正常反应，但病人的表现为"今反能食"的异常反应，故曰"此名除中，必死"。"除中"为胃气被除，即里部的消化吸收机能完全丧失，是病危的表现。这说明病人处于反常状态，是临床上的"临死不带病"的回光返照表现。

20.《伤寒论》334 条："伤寒先厥后发热，下利必自止，而反汗出，咽中痛者，其喉为痹，发热无汗，而利必自止，若不止，必便脓血，便脓血者，其喉不痹。"

释："喉痹"证可能与"便脓血"证的表现有时在热厥方面有相似之处，如果"下利止"则会出现"咽中痛者，其喉为痹"，"若不止者"，则成为"便脓血"。这说明此时机体处在一个热病状态，不是在上"咽中痛"，就是在下"便脓血"。这也说明当时在具体病灶的确定上是有困难的。

21.《伤寒论》181 条："问曰：何缘得阳明病？答曰：太阳病，若发汗，若下，若利小便，此亡津液，胃中干燥，因转属阳明，不更衣，内实，大便难者，此名阳明也。"

释：此条与48条开头有相同的意义，即太阳病转化为阳明病的机理，不过比48条更深入地进行了分析。"发汗、下、利小便"诸法，均会造成体液的丢失，故曰"此亡津液"，使消化道也处于缺水状态，成为"胃中干燥""不更衣，内实，大便难也"。"更衣"，排大便的别名。此处也体现了仲景是以临床见证来确定病的性质与部位。

22.《伤寒论》183条："问曰：病有得之一日，不发热而恶寒者，何也？答曰：虽得之一日，恶寒将自罢，即汗出而恶热也。"

释：此答非所问，问"病有得之一日，不发热，而恶寒者，何也"，应针对此问而答。"病得之一日"为太阳病，但不能绝对如此，由于病人的反应性不同，致病因子（病邪）的强度不同，因此，病人的症状表现也不同。"虽得之一日，恶寒将自罢，即汗出而恶热也"，是说病非按日定性，是以证定性，此为转属阳明病的表现。这是一种推测，不知是据何证而推测的。但从前"病得之一日，不发热而恶寒者"也不能推知后边的情况，因为前与后非因果必然性。

23.《伤寒论》184条："问曰：恶寒何故自罢？答曰：阳明居中，主土也，万物所归，无所复传，始虽恶寒，二日自止，此为阳明病也。"

释：此条是接183条而言，是进一步阐发"恶寒何故自罢"的机理。但是，这种推断疾病的演化过程未必可靠，必须以临床见证推断方不至于陷于困境。

24.《伤寒论》185条："本太阳，初得病时，发其汗。汗先出不彻，因转属阳明也，伤寒发热，无汗，呕不能食。而反汗出濈濈然者，是转属阳明也。"

释：这条也与48条相似，也为论述太阳病转化为阳明病的情况。"呕不能食"本是太阴病的表现，因为出现"反汗出濈濈然者"，是转属阳明病的表现。论治应以调胃承气汤。

25.《伤寒论》186条："伤寒三日，阳明脉大。"

释：阳明病是热病的极盛期，"脉大"是阳明病的常见之脉。此处病程仅三日，病人正气尚好，无伤津液的情况，所以"脉大"。但如果病程较长，而又用汗、下、吐法后，阳明之脉不一定"脉大"，而可能出现其他脉。因此，辨阳明病要脉证相参。

26.《伤寒论》187条："伤寒脉浮而缓，手足自温者，是为系在太阴。太阴者，身当发黄，若小便自利者，不能发黄，至七八日，大便硬者，为阳明病也。"

释："伤寒脉浮而缓"，桂枝证的常见脉。"手足自温者"多为阳明病的表现，也是里热的一种表现。"是为系在太阴"是说本证为里部病，此处的"太阴"只能作病位言。"太阴者，身当发黄，若小便自利者，不能发黄"是指"小便自利"，胆红素从尿中排出而"不能发黄"。太阴病不一定都发黄，参看278条。"至七八日，大便硬者，为阳明病也"，是说明病情在向阳明病的方面转化，形成"大便硬"，因此确定病性为里部阳明病，当用大承气汤治之。

27.《伤寒论》188条："伤寒转系阳明者，其人濈然微汗出也。"

释："其人濈然微汗出"是里部阳盛的表现，故曰"转系阳明"。

28.《伤寒论》189条："阳明中风，口苦咽干，腹满微喘，发热恶寒，脉浮而紧，若下之，则腹满小便难也。"

释："阳明中风"并非阳明病，故"若下之，则腹满小便难也"。此证类似大青龙汤证，可参考38条。"发热恶寒，脉浮而紧"是大青龙汤证的常见证，"喘"也为表部麻黄汤证的常见证，而"口苦咽干"则为少阳病的表现，腹满为太阴病的表现，这里为一个太阳少阳太阴合证，因此不能用下法，应用越婢汤为宜。越婢汤在《伤寒论》中无记载，但有"桂枝二越婢一汤"（参看27条），按仲景著《伤寒论》时，当有越婢汤，否则不会有桂枝二越婢一汤的出现，说明《伤寒论》的内容有遗失。越婢汤中，麻黄解表发汗，石膏清热，生姜温中，甘草、大枣调和诸药。

29.《伤寒论》191条："阳明病，若中寒者，不能食，小便不利，手足濈然汗出，此欲作固瘕，必大便初硬后溏，所以然者，以胃中冷，水谷不别故也。"

释：这是一个"阳明与太阴"合病。"不能食"是太阴病的表现，

"手足濈然汗出"是阳明病的表现，仲景称此证为"固瘕"，是一种常言的"寒气积聚证"，属太阴病。因此，推断"必大便初硬后溏"，其发病机理为"以胃中冷，水谷不别故也"，宜用四逆汤和小承气汤合治。

30.《伤寒论》192 条："阳明病，初欲食，小便反不利，大便自调，其人骨节疼，翕翕如有热状，奄然发狂，濈然汗出而解者，此水不胜谷气，与汗共并，脉紧则愈。"

释："其人骨节疼，翕翕如有热状"为桂枝汤证的表现。从"大便自调"说明本证非阳明病。"奄然发狂，濈然汗出而解"多为柴胡证的病解表现。因此，此证当为柴胡桂枝汤证，可参看 146 条；柴胡汤证有"战汗"的病解情况，可参看 94、101、149、230 条。"此水不胜谷气，与汗共并"是对此证临床证的病机分析。"谷气"指胃气，即消化机能，"初欲食"与"大便自调"都说明胃气尚好。此处"水"不知指何而言，如指汗言，是说明体内水"与汗共并"，通过"奄然发狂，濈然汗出而解"，是将多余的水排出体外。"脉紧"是麻黄汤证、大青龙汤证、柴胡汤证等的多证共见脉，如在阳明病见脉紧，多说明内热已消，阳明病之脉多为"大脉"，当转入紧脉时，是内热消除、机体康复的表现。

31.《伤寒论》193 条："阳明病，欲解时从申至戌上。"

释："申至戌"是下午 3～9 时，不是阳明病欲解的时间，是阳明病加重的时间，常谓的"日晡所发潮热"正是指此时间而言。

32.《伤寒论》194 条："阳明病，不能食，攻其热必哕，所以然者，胃中虚冷故也。以其人本虚，攻其热必哕。"

释：本条叙证非阳明病，而是太阴病，太阴病是里部虚寒证，所以不能用寒凉药"攻其热"，否则，违背治疗原则，导致病情加重。

33.《伤寒论》195 条："阳明病，脉迟，食难用饱，饱则微烦头眩，必小便难，此欲作谷疸，虽下之腹满如故，所以然者，脉迟故也。"

释：此证也非阳明病，而为阳明少阳太阴合病的茵陈五苓散证。"脉迟"是黄疸病人的常见脉，是胆红素刺激迷走神经引起的；"食难用饱"是肝病的常见证；"小便不利"是热在半表半里而致，所以单用下法不能使病情缓解。茵陈五苓散，可以温中清热、渗湿、通下、除满而利小便，用之多效。现代医家治一些慢性肝病，常用此方。

34.《伤寒论》196 条："阳明病，法多汗，反无汗，其身如虫行皮中状者，此以久虚故也。"

释："阳明病，法多汗"是阳明病常见症状，"反无汗，其身如虫行皮中状者"，是患者欲汗而不能汗的表现，是一种良好转归的预兆。此多为病久津液亏损所致，待津液恢复后，即汗出而解。

35.《伤寒论》197 条："阳明病，反无汗，而小便利，二三日呕而咳，手足厥者，必苦头痛，若不咳不呕，手足不厥者，头不痛。"

释：此条非阳明病，可参考 40 条的小青龙汤证，是太阴太阳合病。关于"必苦头痛"可能因咳引起脑压力增高而致。

36.《伤寒论》198 条："阳明病，但头眩不恶寒，故能食而咳，其人咽必痛。若不咳者，咽不痛。"

释：此条非阳明病，是太阳与少阳合病，可以用麻杏石甘汤合桔梗汤，此处"咽必痛"可能为咳嗽所致。

37.《伤寒论》199 条："阳明病，无汗，小便不利，心中懊侬者，身必发黄。"

释：此条也非阳明病，是少阳病的栀子柏皮汤证，可以参看 261 条。

38.《伤寒论》200 条："阳明病，被火，额上微汗出，而小便不利者，必发黄。"

释：此证可能为栀子柏皮汤证，但也可能为热病用"火"法治疗后，而引起体内津液缺乏而致"小便不利"；同时，引起血液的溶血，造成溶血性黄疸。

39.《伤寒论》201 条："阳明病，脉浮而紧者，必潮热，发作有时。但浮者，必盗汗出。"

释：此条可以参看 231 条，是小柴胡汤证的变证，但其本质仍为小柴胡汤证。

40.《伤寒论》202 条："阳明病，口燥但欲漱水不欲咽者，此必衄。"

释：此证非真阳明病，"但欲漱水，不欲咽"是太阴病的表现。参考 141 条与此类同证，可先服文蛤散，"若不差者，与五苓散"。"必衄"未必是事实。

41.《伤寒论》203 条："阳明病，本自汗出。医更重发汗，病已差，尚微烦不了了者，此必大便硬故也，以亡津液胃中干燥，故令大便硬，当问其小便日几行，若本小便日三四行，今日再行，故知大便不久出，今为小便数少，以津液当还入胃中，故知不久必大便也。"

释：此条通过对小便次数的分析来判断大便的情况。"自汗出"是阳明病的一个特征，易引起津液缺乏。如"医更重发汗"必使津液更加缺乏。虽然"病已差"但"尚微烦不了了"，其原因就在于"此必大便硬故也"，"以亡津液胃中干燥"。"当问其小便日几行……故知不久必大便也"说明仲景是一个观察病情非常仔细的临床家，对一个阳明病患者，当小便减少次数时，就预示了"不久必大便也"的规律性。

本条既是临床实例的分析，也是对此病证规律性的总结。

42.《伤寒论》210 条："夫实则谵语，虚则郑声。郑声者，重语也。直视谵语，喘满者死，下利者亦死。"

释：此条是对阳明病昏迷病人的分析。"谵语"是阳明病的常见证，也为危险证，预示脑组织处于严重缺血缺氧状态，今又加上"直视"与"喘满"更说明不仅脑功能严重失常，而且肺功能也严重障碍，所以判断为"死"。此处"下利"是大便失禁的表现，是神志处于深昏迷状态的表现，所以"也死"。此种病情，是阳极转阴。"郑声"也是神志高度障碍的表现，也是病危信号。

43.《伤寒论》216 条："阳明病，下血谵语者，此为热入血室。但头汗出者，刺期门，随其实而泻，濈然汗出则愈。"

释：此为妇女经期患阳明病而谵语，可参看 145 条。同是"此为热入血室"，说明病机相同，145 条明指"无犯胃气及上二焦，必自愈"，那么此条也应同理；但是 145 条可以"自愈"，而此条则当"刺期门"，才能"随其实而泻，濈然汗出则愈"。此说明，尽管病机相同，但处治具体方法也有差异，不过治疗原则都是"随其实而泻"，145 条通过"下血"之泻而热除，216 条"下血"已不能尽愈此证，所以加用了"刺期门"之法，而帮助"随其实而泻"其热。

44.《伤寒论》239条："病人不大便五六日，绕脐痛，烦躁，发作有时者，此有燥屎，故使不大便故也。"

释："绕脐痛"是由于"病人不大便五六日""有燥屎"而引起的，燥屎存于肠内，致肠蠕动过亢出现了肠痉挛，应以大承气汤下之则愈。可参看241条。在三部六病的大黄芒硝汤中，加白芍30克，不仅增加了清热作用，而且对解除此种肠痉挛也较为有利，有时此种病证非大承气汤能奏效，甚至服承气汤未通便前，"绕脐痛"会由于泻下药的作用而加重，所以加白芍以缓解痉挛，恢复有节奏的肠蠕动而顺利排便。

45.《伤寒论》245条："脉阳微而汗出少者，为自和也；汗出多者，为太过。阳脉实，因发其汗出多者，亦为太过，太过者，为阳绝于里，亡津液，大便因硬也。"

释："阳微"与"阳实"均指寸口脉的寸脉而言，"微"是虚象，"实"是实象，但无论此脉表现如何，对要发汗之病的太阳病患者，都不能太过，如"太过者"将成"为阳绝于里，亡津液"，必然形成"大便因硬也"。此可参考48条与181条，其机理相同。

46.《伤寒论》246条："脉浮而芤，浮为阳，芤为阴，浮芤相搏，胃气生热，其阳则绝。"

释："浮"为内热阳盛之脉，多见于外感初期之证；芤脉为血亏阴弱之象，多见于急性失血患者。此处的"浮为阳，芤为阴"可能为此机理。此二脉同置于一患者，当为失血新虚之人又兼外感之证，内热之增，可能会加重病人的津液消耗，故曰"其阳则绝"。不过这要审视病人具体情况而论，不能笼统而言。

47.《伤寒论》258条："若脉数不解，而下不止，必协热，便脓血也。"

释：此证为肠痈证，此处的"便脓血"非菌痢，无里急下重，用大黄牡丹皮汤治之。

48.《伤寒论》259条："伤寒发汗已，身目发黄。所以然者，以寒湿在里不解故也，以为不可下也，于寒湿中求之。"

释：此为茵陈五苓散证，是太阴少阳阳明合病，故"以为不可下也，于寒湿中求之"。"寒湿中求之"，寒当温之，湿当利之，是攻补两法兼用，使其"寒湿"不能"在里"而解。

49.《伤寒论》358条："伤寒四五日，腹中痛，若转矢气下趋少腹者，此欲自利也。"

释：此是肠蠕动沿正常路径进行，是将要排便的征象，此条有证无方，而172条叙证太简，两者当为一条。凡腹中痛下利者，用黄芩汤必效。此证多为肠炎的表现。

50.《伤寒论》360条："下利有微热而渴，脉弱者，今自愈。"

释：此处的"下利"是太阴病下利，当"有微热而渴，脉弱"时，是阴病见阳象，是病机好转的表现，虽"脉弱"，但预示"今自愈"。

51.《伤寒论》363条："下利，寸脉反浮数，尺中自涩者，必清脓血。"

释：此证也多为肠痈证，所以虽有"下利"而"寸脉反浮数"。"尺中自涩"为血容量不足的表现，可能与下利有关。如不是肠痈，不会出现"必清脓血"。当用大黄牡丹皮汤治之。

52.《伤寒论》365条："下利，脉沉弦者，下重也；脉大者，为未止；脉微弱数者，为欲自止，虽发热不死。"

释：此为太阴病的下利，沉弦脉在慢性肠炎患者中常见之。"下重也"是常有便意感。此处的"脉大者为未止，脉微弱数者，为欲自止"，均非临床的必然因果关系，不足为信。"虽发热不死"，是太阴病下利病人有发热，虽为阴病见阳象，是正气尚存的表现，但还要结合其他证，综合进行分析判断。

53.《伤寒论》367条："下利，脉数而渴者，今自愈。设不差，必清脓血，以有热故也。"

释：此条可参考363条，与其为同类病。

54.《伤寒论》369条："伤寒下利日十余行，脉反实者，死。"

释："伤寒下利日十余行"是急性肠炎或沙门菌感染，腹泻过多，导致脱水与电解质的丢失，当出现"微脉"或"涩脉"，今"脉反实者"是脉证分离现象，是病危的表现，故曰"死"。

55.《伤寒论》380条："伤寒大吐大下之，极虚，复极汗者，其人外气怫郁，复与之水，以发其汗，因得哕。所以然者，胃中寒冷故也。"

释："外气"当为"短气"。"伤寒大吐大下"而造成体内水电解质大量丢失和胃肠机能的衰减，故曰"极虚"。又"复极汗者"使病人更虚，心机能衰竭，而出现"其人短气怫郁"的表现。当然，也可能为厥阴病的表现。"复与之水，以发其汗"说明是大量给水，强制性发其汗。但是，由于"大吐大下"，胃肠机能极度衰竭出现了"胃中寒冷"而"因得哕"。这样的病人，可能会出现"一逆尚引日，再逆促命期"的情况。因此，要急用四逆加人参或五苓散合四逆汤治之。

56.《伤寒论》381条："伤寒哕而腹满，视其前后，知何部不利，利之即愈。"

释："哕而腹满"是太阳病的常见证，"视其前后"指观察大小便的情况，而决定病在何部位。若"小便不利"，当用五苓散；若大便不利，则用小承气汤；若大便下利，可用生姜泻心汤。

57.《伤寒论》384条："伤寒，其脉微涩者，本是霍乱，今是伤寒，却四五日，至阴经上，转入阴必利。本呕下利者，不可治也。欲似大便，而反矢气，仍不利者，此属阳明也，便必硬，十三日愈。所以然者，经尽故也，下利后当便硬，硬则能食者，愈。今反不能食，到后经中，颇能食，复过一经能食，过之一日当愈；不愈者，不属阳明也。"

释：此条是《伤寒论》真正按经络对病情进行分析的，但其文章欠条理性，也难与临床事实相符，故存疑以待识者。

58.《伤寒论》398条："病人脉已解，而日暮微烦，以病新差，人强与谷，脾胃气尚弱，不能消谷，故令微烦，损谷则愈。"

释：此条是分析了一个初愈病人"脾胃气尚弱，不能消谷"，由于"人强与谷"，即饮食不当而致"日暮微烦"。不用给以药物治疗，只要"损谷则愈"，即减少饮食病就会好。此条与391条机理相同。

（四）整体病

1.《伤寒论》7条："病有发热恶寒者，发于阳也；无热恶寒者，发于阴也。发于阳七日愈；发于阴六日愈。以阳数七，阴数六故也。"

释："发热恶寒"，是太阳病的表现，也是热病初期的普遍表现。此处的"发于阳"是病由阳而发，即"阳盛则热"所致。"无热恶寒"是阴性病的普遍表现，尤其是少阴病，或体弱之人常见的表现，是"阴盛则寒"引起的。

"阳数七，阴数六故也"是八卦中"阴竭于六，阳浮于七"思想的表现，真正机理并非在此。"愈"之日期也不可靠。

2.《伤寒论》11 条："病人身大热，反欲得衣者，热在皮肤，寒在骨髓也；身大寒，反不欲近衣者，寒在皮肤，热在骨髓也。"

释：此条与上条同，都是对寒热属性进行的病机分析，此非规律性的总结。当结合其他表现随证治之。

3.《伤寒论》58 条："凡病若发汗，若吐，若下，若亡血，亡津液，阴阳自和者，必自愈。"

释："汗、下、吐、亡血"都是体液丢失的主要途径。出血除丢失体液外，尚丢失血细胞成分，因此对机体的损害更大。在古代，无补液与输血的方法，所以只能待机体慢慢恢复，当达到"阴阳自和"时，自然过渡到"必自愈"。

4.《伤寒论》60 条："下之后，复发汗，必振寒脉微细，所以然者，以内外俱虚故也。"

释："下之后，复发汗"，是造成体内津液的大量丢失，出现了血容量不足而"脉微细"。亡阴也必然亡阳，所以才"振寒"，这是阴阳双损，因而称其为"以内外俱虚故也"。治疗方法以桂枝新加汤为宜。

5.《伤寒论》268 条："三阳合病，脉浮大，上关上，但欲眠睡，目合则汗。"

释：此条可以参考 219 条，是白虎汤证的一种表现类型。

6.《伤寒论》269 条："伤寒六七日，无大热，其人躁烦者，此为阳去入阴故也。"

释：此条可参看 169 条"伤寒无大热，口燥渴心烦，背微恶寒者，白虎加人参汤主之"。此条的"阳去入阴故也"必须有阴的表现，169

条的"背微恶寒"是入阴的表现,"无大热"是阳去的表现。此证以白虎加人参汤治之。

三、误治分析

误治是医生对病情判断失误,治疗措施不当而出现的病情变化,常导致病情加重。因此,通过对误治病人的分析,可以提高医生对疾病的识别力和判断力,从而更好地针对病情,恰当施治。

1.《伤寒论》6条:"……风温为病,脉阴阳俱浮,自汗出,身重,多眠睡,鼻息必鼾,语言难出。若被下者,小便不利,直视失溲;若被火者,微发黄色,剧则如惊痫,时瘛疭;若火熏之。一逆尚引日,再逆促命期。"

释:热性病,最忌滥用损失津液的方法,汗、下、吐三法,用之得当,去病迅速,用之失当,祸接踵而来。此处描述的是一个白虎汤证,当用重寒清热之剂白虎汤治之,但此时医生却误用了下法,而造成"小便不利,直视失溲";又用火法,使病情更加恶化,出现了"微发黄色,剧则如惊痫"。若再用错误方法,用火熏之,必然是把病人向死亡推进。故曰:"一逆尚引日,再逆促命期。"

2.《伤寒论》16条:"太阳病三日,已发汗,若吐,若下,若温针,仍不解者,此为坏病,桂枝不中与之也。观其脉证,知犯何逆,随证治之。桂枝本为解肌,若其人脉浮紧,发热汗不出者,不可与之也,常须识此,勿令误也。"

释:"已发汗,若吐,若下,若温针"等治疗方法,是证治相逆,因此病"仍不解"。仲景判断为"此为坏病",警告医生"桂枝不中与也"。说明以前用了桂枝汤。要医生"观其脉证,知犯何逆,随证治之"。此处也讲了不能与桂枝汤的理由——"桂枝本为解肌,若其人脉浮紧,发热汗不出者,不可与之",即不可将麻黄汤证用桂枝汤治之,否则加重病情。仲景在文末告诫曰:"常须识此,勿令误也。"

3.《伤寒论》17条:"若酒客病,不可与桂枝汤,得之则呕,以酒客不喜甘故也。"

释:"若酒客病,不可与桂枝汤"是言平素好酒之人,患桂枝汤证后，不可与桂枝汤，其原因是"得之则呕，以酒客不喜甘故也"。

另外，嗜酒之人多内热，内热常致自汗出，此为阳盛之状，因此不可与桂枝汤，而以葛花解酲汤之类解之。

4.《伤寒论》59条："大下之后，复发汗，小便不利者，亡津液故也，勿治之，得小便利，必自愈。"

释：此处的"小便不利"是由于"大下之后，复发汗"而引起体液大量丢失，因此仲景曰"亡津液故也"，并告诫"勿治之"，即不可以用"利小便"之类的药，否则更引起体内津液缺乏，而加重病情。仲景从"得小便利"而说明体液已恢复正常，所以言"必自愈"。从这里提示我们，不要看到一个证就盲目治疗，而要首先分析其发生的原因与机理，针对病因而采取恰当的措施。这里最恰当的措施是等待体液的自然恢复。在今天，也可用补液的方法而"得小便利"。

5.《伤寒论》93条："太阳病，先下而不愈，因复发汗，以此表里俱虚，其人因致冒，冒家汗出自愈，所以然者，汗出表和故也。里未和，然后复下之。"

释：太阳病，本应先发汗解之，此处却反"先下而不愈"是原则性治疗错误，引起里部功能低下。因"先下而不愈"，"复发其汗"造成了表部功能也低下，出现了血容量不足，造成"其人因致冒"的虚脱表现。从"汗出"而知"表和"，所以言"自愈"。"里未和"，未言证，从"然后而复下之"知为阳明病，否则不得下之。

6.《伤寒论》115条："脉浮热甚，而反灸之，此为实，实以虚治，因火而动，必咽燥吐血。"

释："脉浮热甚，而反灸之"，是原则性的治疗错误，如火浇油，必造成热盛伤津液，所以仲景说"此为实，实以虚治，因火而动，必咽燥吐血"。用灸即使不致吐血，但也会更加引起津液缺乏，加重病情。

7.《伤寒论》29条："伤寒脉浮，自汗出，小便数，心烦，微恶寒，脚挛急，反与桂枝欲攻其表，此误也。"

释：此叙证为一脚挛急的腓肠肌痉挛证，由于疼痛程度重，而引起"脉浮，自汗出，小便数，微恶寒"，很类似桂枝汤证，但不是桂枝汤证，是芍药甘草汤证。因此仲景称，给桂枝汤为"反与桂枝欲攻其表，此误也"，非常明确地指出了此治的错误所在。

四、禁忌证

禁忌证是医生在临床工作中要避免的一些引起疾病加重的情况，从而使患者在正确的治疗措施下，尽快康复。仲景在《伤寒论》中提及较多的是对汗、下、吐三法的应用不当的论述。这三法应用不当，是造成体液丢失和心机能衰减的主要原因。因此，凡临床工作者，不可不慎。

（一）不可汗

1.《伤寒论》63条："咽喉干燥者，不可发汗。"

释："咽喉干燥者"是少阳病证，当以清热滋润之品治之，若予发汗，则造成津液的耗竭，更加重"咽喉干燥"。

2.《伤寒论》84条："淋家，不可发汗，发汗必便血。"

释："淋家"多指泌尿系感染的患者，特别是指淋球菌感染。如果此类人发汗，必然由于津液缺乏而小便更加减少，会加重淋病的发展，重者会引起尿血。

3.《伤寒论》85条："疮家虽身疼痛，不可发汗，汗出则痉。"

释："疮家"指平素患皮肤感染性疾病的人，组织液从疮面外渗，已经津液缺乏，若再发汗，必更缺乏，虽不至于引起抽风样"痉挛"，但加重病情的发展是肯定的。

4.《伤寒论》86条："衄家，不可发汗，汗出必额上陷脉急紧，直视不能眴，不得眠。"

释："衄家"是指常患鼻出血的人，已是体液亏损，若更发汗，必引起一些脱水样症状：额上陷脉急紧、直视不能眴、不得眠等。

5.《伤寒论》87条："亡血家，不可发汗，发汗则寒栗而振。"

释："亡血家"指各种出血引起的贫血病人，这种人已血液伤损，阳气不足，若发汗，血容量更为不足，必然引起血循环不良的"寒栗而振"，呈阴阳俱衰的表现。

6.《伤寒论》88条："汗家，重发汗，必恍惚心乱，小便已阴疼，与禹余粮丸。"

释："汗家"是平素易出汗的人，多为津液不足，若更发汗，则血容量出现严重不足而引起"恍惚心乱，小便已阴疼"等症状。此非"禹余粮丸"可治，可参看64条桂枝甘草汤证。

7.《伤寒论》142条："太阳与少阳并病，头项强痛，或眩冒，时如结胸，心下痞硬者，当刺大椎第一间、肺俞、肝俞，慎不可发汗。发汗则谵语脉弦。五日谵语不止，当刺期门。"

释：结胸证为大陷胸汤证，当用下法解之，若用汗法，犯了原则性治疗错误，所以言"慎不可发汗"，此处是用针刺法解之。

8.《伤寒论》364条："下利清谷，不可攻表，汗出必胀满。"

释：单纯的"下利清谷"谓太阴病，当用理中汤或四逆汤类等温补之剂治疗。若用汗法是原则性治疗错误。用汗法之后，更加重了体液的丢失，可能更影响消化机能，所以言"汗出必胀满"。"汗出"更危险的是促进病性向厥阴病转化。因此，汗、下、吐三法，必须慎审病情，不可妄用。

9.《伤寒论》265条："伤寒脉弦细，头痛发热者，属少阳。少阳不可发汗，发汗则谵语，此属胃，胃和则愈，胃不和，烦而悸。"

释：少阳病非汗法能解，若用汗法，造成津液损耗，病向里部发展，而现"谵语"。"此属胃"，是指里部而言，实乃阳明病。"胃和则愈"是用调胃承气汤调和胃气，"谵语"则消失。"胃不和，烦而悸"是内热甚，津液亏损的表现。热甚必烦，液亏必悸，这是临床中常见的情况。

10.《伤寒论》285条："少阴病，脉细沉数，病为在里，不可发汗。"

释：少阴病是心机能不足，"脉细沉数"是少阴病的常见脉象；此处的"里"非在胃肠道，而在半表半里的心脏。发汗常易加重心机能的进一步衰竭，故曰"不可发汗"。

（二）不可下、吐

1.《伤寒论》130条："脏结无阳证，不往来寒热，其人反静，舌上苔滑者，不可攻也。"

释：参看167条，说明"脏结"是阴性证，而且是病情较重的阴证，因而言"不可攻也"。此处的"其人反静"是说明没有 167 条的"痛引少腹"之证，否则不能静。"舌上苔滑"是内寒的表现，常在太阴病时见到。

2.《伤寒论》329 条："厥阴病，渴欲饮水者，少少与之愈。"

释： 厥阴病，当有手足逆冷与脉微欲绝之主要证的表现，此处反言"渴欲饮水"为厥阴之兼证，即兼五苓散证。可以参看 71 条的"欲得水者，少少与饮之"的道理。

3.《伤寒论》330 条："诸四逆厥者，不可下之，虚家亦然。"

释： "诸四逆厥者"是指血液微循环障碍的患者，存在着血容量的不足与心机能的衰减，因此不能再用下法引起体液继续丢失与损害心脏功能，否则将更加重"四逆厥"的发展。"虚家"指平素体弱之人，同样不能经受"下"所造成的体液丢失。

4.《伤寒论》347 条："伤寒五六日，不结胸，腹濡，脉虚复厥者，不可下，此亡血，死。"

释： "脉虚复厥"可参看 330 条的禁忌。此为少阴厥阴合病，用下法必亡津液，也等于"此亡血"，因此，断为"死"。

5.《伤寒论》171 条："太阳少阳并病，心下硬，颈项强而眩者，当刺大椎、肺俞、肝俞，慎勿下之。"

释： 此条可参看 142 条，为同类病证。142 条是言"慎不可发汗"，此处言"慎不可下之"，均告诫不要用丢失津液的方法治疗，否则加重病情。

6.《伤寒论》264 条："少阳中风，两耳无所闻，目赤，胸中满而烦者，不可吐下，吐下则悸而惊。"

"少阳中风"，据证应为少阳病，是半表半里的阳性病，非吐、下之法所能治也，当以清法解之。吐下可能损伤津液，使血容量不足，使病由少阳向少阴转化，所以出现了"悸而惊"。此处也为同部病由阳向阴的转化。

7.《伤寒论》286 条："少阴病，脉微，不可发汗，亡阳故也。阳已虚，尺脉弱涩者，复不可下之。"

释： "微、弱、涩"之脉均为心机能不良的反映，因此，用汗、下之法须慎之。

8.《伤寒论》132 条："结胸证，其脉浮大者，不可下，下之则死。"

释：结胸证用大陷胸汤下之本为正治，但如果"其脉浮大者"说明病势在表部，当因势利导而用汗法。虽不会因"下之则死"，但"下之"不会有什么疗效，甚而加重病情。另外，若脉浮大而数，是虚证之脉，用下法是不妥当的，当结合病人的主要表现而进行论治。

9.《伤寒论》204 条："伤寒呕多，虽有阳明证，不可攻之。"

释："呕"多为太阴病，"虽有阳明证"也"不可攻之"。这为太阴与阳明合病，宜用生姜泻心汤加大黄治之；或参看 230 条"阳明病，胁下硬满，不大便而呕，舌上白苔者，可与小柴胡汤"。

10.《伤寒论》205 条："阳明病，心下硬满者，不可攻之。攻之利遂不止者，死；利止者，愈。"

释：此处的"心下硬满"为太阴病，所以不要攻之。若为阳明病，何言"不可攻也"。此条应改为"太阴病，心下硬满者，不可攻之。攻之利遂不止者，死；利止者，愈"。"利遂不止"易使病由太阴病转化为厥阴证，当以四逆汤或通脉四逆汤治之。"利止者，愈"是说明机体自我调节能力尚好，有自愈的能力。

11.《伤寒论》206 条："阳明病，面合色赤，不可攻之。必发热，色黄者小便不利也。"

释：此非阳明病，"面合色赤"是真阳外越之象，其热为假象，其面色犹如涂朱，状若演员之饰。有些书解为"满面通红"不妥，可以参看 317、366 诸条。多用通脉四逆汤治之。"必发热，色黄者，小便不利也"是错简于此，可能为茵陈蒿汤证。

12.《伤寒论》324 条："少阴病，饮食入口则吐，心中温温欲吐，复不能吐，始得之，手足寒，脉弦迟者，此胸中实，不可下也，当吐之；若膈上有寒饮，干呕者，不可吐也，当温之，宜四逆汤。"

释：本条为寒饮与痰饮的鉴别，可参看 355 条。此条应改为"阳明病，饮食入口则吐，心中温温欲吐，复不能吐，始得之，手足寒，脉弦迟者，此胸中实，不可下也，当吐之，宜瓜蒂散。若膈上有寒饮，干呕者，不可吐也，当温之，宜四逆汤"。此说明："寒饮"为太阴病，"痰饮"为阳明病,有的表现可能类似,但细辨还是可以区分开的。

(三)其他不可之法

1.《伤寒论》224条:"阳明病,汗出多而渴者,不可与猪苓汤,以汗多,胃中燥,猪苓汤复利其小便也。"

释:"阳明病,汗出多而渴者",已是津液内外俱耗之象,如再以"猪苓汤复利其小便",必然导致津液更竭。本已"汗多,胃中燥",如再利小便,病必生他变。

2.《伤寒论》376条:"呕家有痈脓者,不可治呕,脓尽自愈。"

释:"呕家有痈脓者"为热病之证。呕由痈脓引起,治呕多用生姜、半夏之辛热之品,会助痈脓之势,犹如火上加油,故曰"不可治呕"。虽不能等"脓尽自愈",可以用治痈脓之方疗之,常用方为大黄牡丹皮汤。

3.《伤寒论》119条:"太阳伤寒者,加温针,必惊也。"

释:此条可参看115和116条,均为"实以虚治""邪无从出"而致。治疗可参考118条的桂枝甘草龙骨牡蛎汤。

4.《伤寒论》81条:"凡用栀子汤,病人旧微溏者,不可与服之。"

释:栀子汤是一凉性方剂,是清少阳之热的很有效方剂,特别对烦不堪言者,疗效尤著。"旧微溏者"是指素有太阴病之溏泄病人,宜用理中丸类治疗。此处为少阳太阴合病,当用栀子干姜汤治之。参看80条。

第四章

《伤寒论》述评

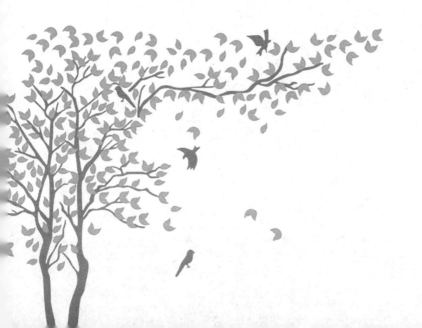

第一节 《伤寒论》著述的时代背景

东汉末年，杰出的医学家张仲景"勤求古训，博采众方"，又结合自己的临床实践，总结疾病的发生和发展规律，写成了《伤寒杂病论》。在书中确立了辨证论治的原则，奠定了中医的理法方药理论基础。其内涵三部六病，体现了四诊八纲的具体内容，为中医学的发展做出了重大贡献。尽管因朝代更迭，文献几经毁损，旧貌难寻，但依然指导着后来的中医临床实践和理论，不愧为中医学的经典著作，是中华民族灿烂文化中的一块瑰宝。

《伤寒杂病论》自问世以来，历代医家先后有四百二十多位，对《伤寒杂病论》加以注疏，这对中医学的发展起到了一定的促进作用，但也带来了很大的弊端。古人注疏的准则是"注不破经，疏不破注"，这个原则对不对呢？我认为是对的。就《伤寒杂病论》而言，本书已成为历史文献，从尊重历史的角度看，既不能加，也不能减，随便加减就会失去文献的原貌。历史的东西是客观存在的，其书中正确与谬误、是与非，不能随意更动，改变了原文就等于改变了历史事实，这就是我在谈及仲景及《伤寒杂病论》历史背景之前的态度。

一、东汉建安年间的疫情情况

东汉末年，战争频繁，瘟疫流行，死人枕藉，到处是"白骨露于野，千里无鸡鸣"的惨状，张仲景就生活在这个时代。

东汉建安年间，战争连绵，人民深受其害，历史文献上多处记载了瘟疫流行的情况，现摘录于下。

《资治通鉴》六十五卷中记载赤壁大战时曰："时曹军众已有疫疠，初一交战，曹军不利。"说明疫情波及军中。

《曹丕与吴质书》中记载："亲故多离其灾，徐、陈、应、刘一时俱逝，何图数年之间，零落殆尽。言之伤心……"说明当时疫情严重，连官宦贵族亦在所难免。建安七才子中，徐干、陈琳、应玚、刘祯，一时死去四个。当时人人自危，使许多家庭零落。

《曹集诠评》中曹植曾记载："建安二十二年，疠气流行，家家有僵尸之痛，室室有号泣之哀，或阖门而殪，或复族而丧。"作者以简练的语言，描绘了当时疫病流行的猖獗，染疫之人大量死亡的惨状。

张仲景在《伤寒论》自序中说："余宗族素多，向余二百，建安纪年以来，犹未十稔，其死亡者，三分有二，伤寒十居其七。"

从上可以看出，当时疫情十分严重。张仲景面对残酷的现实，"感往昔之沦丧，伤横夭之莫救，乃勤求古训，博采众方。撰用《素问》《九卷》《八十一难》《阴阳大论》《胎胪药录》，并平脉辨证，为《伤寒杂病论》合十六卷，虽未能尽愈诸病，庶可以见病知源。若能寻余所集，思过半矣。"

二、建安年间的文学特色

三国时期，文学发展到了很高的水平，尤以散文见著。"曹氏三杰""建安七子"都是当时著名的文学家，故在历史上有"唐诗""晋字""汉文章"之说。汉朝的文章言简意赅，这与当时的历史条件有关。东汉时蔡伦虽已发明造纸，但质地粗糙，而且量亦少，时人多在绸缎上书写或竹简上刻写，费工费料，造价昂贵，这就要求文章必须写得精练。从《伤寒杂病论》的文中可见一斑。如《伤寒杂病论》中107条"胸满烦惊"；135条"结胸热实"；107条的"胸"指病位，"满、烦、惊"分别代表三个不同的病证，每个字都具有独立的意义。135条的"结胸"指病名，"热实"指病性，言简而意深，从文字上真可谓一字一珠。

汉代散文的另一特点就是伏笔、补笔互用，潜明其义。这在《伤寒杂病论》中亦屡见不鲜。先看63条："发汗后，不可更行桂枝汤，汗出而喘，无大热者，可与麻黄杏仁石膏甘草汤。"条文开头述"发汗后"，将发汗前的证与治做了伏笔，用一个"更"字补出发汗前的证治过程，说出发汗前似桂枝证，用了桂枝汤，实际证治不对。但究系何证？又有伏笔，只讲到"不可更行桂枝汤"。而"汗出而喘，无大热者"的证候该怎么办呢？最后用"可与麻黄杏仁石膏甘草汤"一语双关，道出本病开始就是麻杏石甘汤证。通过 63 条中短短的二十几字，述出一个病证治疗的全过程。再看《伤寒杂病论》的 23 条："太阳病，得之八九日，如疟状，发热恶寒，热多寒少，其人不呕，清便欲自可，一日二三度发。脉微缓者，为欲愈也；脉微而恶寒者，此阴阳俱虚，不可更发汗、更下、更吐也……"从条文看，太阳病之八九日是如何度过的呢？未讲，此处为伏笔。"如疟状，发热恶寒，热多寒少，其人不呕，清便欲自可，一日二三度发"是指八九日后的变化情况。是如何变化的呢？从"不可更发汗、更下、更吐也"述出前边用了"汗、下、吐"之法，"三更"是补笔。此文意深而言简，须仔细推敲，方能解其义。

《伤寒杂病论》书虽然几经显晦，但条文中仍保留了汉代文章的特有风格，也使其成为我们研究汉代文学不可多得的史料。

三、三国时代宗法松弛

宗法是封建统治阶级所规定的法规，世代遵守，在客观上起了束缚人民思想的作用。东汉末年，诸侯争雄，各霸一方，战争连绵不断，使宗法松弛，遂诸子蜂起，百家争鸣，人才辈出。到了三国时代，魏、蜀、吴三国鼎立，各国尽其所能，搜罗各方人才，因而出现了许多著名的军事家、文学家。情况如同春秋列国争雄时期的局面。张仲景的文学和医学才能就在这个时期得到了发展和发挥。

刘表是三国初的一位官僚，又是文学家，经常和建安七子在一起。张仲景当时可能也常在刘表处。晋皇甫谧在《针灸甲乙经·序》中谈及张仲景和建安七子中王粲的一段轶事："仲景见侍中王仲宣，时年二十余，谓曰：'君有病，四十当眉落，眉落半年而死。'令服五石汤可免。仲宣嫌其言忤，受汤勿服。居三日，见仲宣，谓曰：'服汤否？'曰：'已服。'仲景曰：'色候固非服汤之诊，君何轻命也，仲宣犹不信。后二十年果眉落，后一百八十七天而死，终如其言。"由此可见，仲景的医学造诣之深。

仲景正是利用了这个特殊的历史环境，总结临床经验，参阅古典医籍，继承古人而不泥于古人，将理论知识和医疗实践结合起来，总结了疾病发生和发展的规律，从辨证施治到处方用药创立了自己独立的体系，著述了《伤寒杂病论》。

第二节　《伤寒论》的历史演变

从《伤寒杂病论》成书问世到今天保存下来的宋本《伤寒论》，经历了一段漫长的历史过程。朝代的更迭，战争的纷繁，使《伤寒杂病论》在复杂而曲折的历史环境中，几经劫难，显晦易变，原书文难觅。由于历史资料的不足，众说纷纭，本人读书甚少，略述浅见。

一、关于张仲景与《伤寒论》的著述问题

陈寿撰写《三国志》，为华佗立了传，但将仲景脱失了。历史上有三处记载与仲景和《伤寒杂病论》有关的资料。

1.《伤寒杂病论》

仲景在自序中说："余宗族素多，向余二百，建安纪年以来，犹未十稔，其死亡者，三分有二，伤寒十居其七。"从这里证明仲景是建安年间人。对当时瘟疫流行的情况做了概述；并批评了当时的"竞逐荣势，企踵权豪，孜孜汲汲，唯名利是务"的弊病；斥责了"钦望巫祝"的迷信观点；反对"按寸不及尺，握手不及足，相对斯须，便处汤药"的草率医疗作风和"各承家技，始终顺旧"的保守态度。在这种思想基础上，著成了"《伤寒杂病论》一十六卷"。

2.《针灸甲乙经》

西晋皇甫谧撰集《针灸甲乙经》，在序言中记载："近代太医令王叔

和撰次仲景遗论甚精，皆可施用。"并说："凡术唯仲景最精。"说明晋代皇甫谧已读过《伤寒杂病论》并受到其学术影响和理论指导。由此可见，仲景的《伤寒杂病论》已成书并对当时的医学形成了影响。

3.《后汉书》

范晔是南朝宋之历史学家，在宋五十九年写成《后汉书》。写何颙别传时，提到张仲景。那时，仲景尚在少年时代，是"总角谒何颙"。何颙对仲景说："君用思精，韵不高，后必为良医。"何颙是东汉何时人，生卒年无以考据。但证明了仲景是早年就开始习医的。在汉代，二十岁以前算童年，扎髻不戴冠谓之"总角"，二十岁以后戴冠，表示到了成年。从"总角谒何颙"看，仲景在二十岁以前见到何颙时已开始学医了。

从《后汉书》记载仲景"总角谒何颙"到《针灸甲乙经》叙述仲景给王粲看病，再结合《伤寒杂病论》的自序看，仲景本人是自少年时代就开始习医的。《伤寒杂病论》成书可能为仲景的晚年。其他论说由于资料不足，故略之。

二、王叔和与《伤寒杂病论》

仲景遗论，经王叔和收集整理成书，叔和整理《伤寒杂病论》时未加注疏，这其中原委在医界一直存有争议，故应对王叔和系何处人、何时任太医令及他和张仲景之间的关系加以考证。

王叔和的籍贯究竟系何处，据历史资料看，和王叔和同时代的卫汛称"高平王熙"。东晋哲学家张湛在《养生论》中说："王叔和，高平人也。"唐代甘伯宗在《名医传》中说："叔和，西晋高平人。"

贾以仁在 1981 年第 1 期《中华医史杂志》上载"王叔和籍贯及任太医令考"，我同意其观点，现分叙如下。

王叔和籍贯高平。从历史来看，曹魏及西晋并无高平县的设置，今山西晋城东北之高平市，当时为泫氏县。在北魏孝庄帝元子攸永安年间（公元 529 年），在长平西北二十里设高平县，同属建州长平郡。在东汉和曹魏时，有高平国，称山阴郡，属兖州管辖，古城在现今山东鲁西南，微山县西北。从历史的角度看，"王叔和当为高平国即今山东微山县人"。

王叔和任太医令问题，亦素有争论。晋代皇甫谧在《针灸甲乙经》序中说："甘露中，吾病风，加苦聋百日，方治要皆浅近，乃撰集三部，使事类相从，删其浮辞，除其重复，论其精要，至为十二卷。"由此可见，皇甫谧在甘露年间，就以《素问》《针经》《明堂孔穴针灸治要》为基础，结合自己的经验，删繁就要，分类编辑成《针灸甲乙经》。

从两晋的历史看，并无甘露年号，与晋武帝司马炎泰始元年并存的吴国末帝孙皓设年号为"甘露"，持续二年改为"宝鼎"元年。皇甫谧是晋人，显然不是吴人，序中所述甘露应是三国时，魏高贵乡公曹髦的年号，即公元 256 年，为甘露元年。

《针灸甲乙经》序中记载："近代太医令王叔和撰次仲景遗论甚精，皆可施用。"表明皇甫谧著《针灸甲乙经》时，王叔和已经当了太医令。由此看来，王叔和当为魏太医令，而不是晋太医令。

王叔和与张仲景之间的继承关系，又是怎样的呢？据张仲景在《伤寒论》自序中载："自建安纪年以来，尚未十稔……为《伤寒杂病论》十六卷。"说明建安十年后，仲景就开始《伤寒杂病论》的著述，至建安二十五年，曹丕称帝，即公元 220 年，再过 36 年就是魏高贵乡公曹髦做皇帝，为甘露元年。从建安十年（公元 205 年）到甘露元年（公元 256 年）历经五十余年，在甘露年中，王叔和已当了太医令，撰次仲景的遗论。那个时候，皇甫谧为 42 岁，这样推算：仲景的老年应是王叔和的中年和皇甫谧的少年时代。此为推理，仅供参考。

东汉时期，书的整理大部分仍刻到竹简上，王叔和任太医令为我们提出了两个方面的启示：一是任太医令后，时间和经济有保障，文字的加工整理有条件，撰集《伤寒杂病论》的理想能得以实现；二是任太医令说明其医术是高明的。当时的名医有两个，一是华佗，一是张仲景，那时华佗已死，只有张仲景。名师出高徒，王叔和的医术可能从师于张仲景。另据皇甫谧在《针灸甲乙经》序中说"近代太医令，撰次仲景遗论甚精"来看，只有关系密切的师徒之间，才能得其真传，搜其遗论，而为其师著述。依此推断可知，叔和若非仲景弟子就不可能撰写仲景遗论，仲景《伤寒杂病论》的十六卷手稿就是由太医令王叔和整理后才成书而流传后世的。没有王叔和，可能就没有今天的《伤寒杂病论》。就此而论，王叔和的历史功绩是不可磨灭的。

三、从汉至宋《伤寒杂病论》版本的流传

《伤寒杂病论》是中医界的经典著作，是经方学派的圣书。知道它的历史源流，对研究张仲景的学术是很有益的。

《伤寒论》成书问世，大约在公元 250 年，即三国魏曹丕称帝以后。张仲景何时逝世，无以考据。但从张仲景序中，知其在建安十年已开始著述《伤寒杂病论》。从王叔和撰次整理以后，又经两晋、南北朝、隋、唐、五代十国，到宋仁宗（公元 1023 年）八百年间。由于朝代的更替，战乱的破坏，到南北朝时，据《梁志》记载："伤寒论十卷……"《伤寒论》由十六卷散失为十卷。后在《隋书》中记载："伤寒论十卷亡。"

由隋至唐，孙思邈在早年并未见到《伤寒论》，在著《千金方》时，亦未见到《伤寒论》。孙思邈年寿很高，医术卓著，威望很大，魏征尊其为师，唐太宗几次赐官而不就。在孙思邈晚年访江南时，从江南医生的口授、背诵而得到《伤寒论》的条文和方剂。故有"江南诸师，秘仲景要方不传"之说。事实上，江南诸师对孙思邈还是传诵了仲景之方的，只是由于心记口述，零乱无章，故曰："旧法方证，意义幽隐，乃令近智所迷，览之者造次难悟……令以方证同条，比类相附，须有检讨，仓卒易知……方虽是旧，弘之惟新。"孙思邈对收集到的杂乱无章的条文，采取了"方证同条"，容易检讨的办法，所以采用了桂枝汤第一、麻黄汤第二、葛根汤第三、柴胡汤第四、承气汤第五、陷胸汤第六等，根据汤头排列起来。以至后世，徐灵胎按汤头编成十二类，以释《伤寒论》，是秉承孙思邈之法矣。后人也多有效仿者。孙思邈逝世于公元 682 年，此后的四百余年间，无《伤寒论》原本出现的记载。

宋朝，宋仁宗下令，诏儒臣校正医书，由高保衡、孙奇、林亿整理

历代医籍，宋本《伤寒论》由此诞生。林亿等整理历史资料的态度是严肃的，是尊重历史事实的，值得借鉴。此点从《伤寒论》的条文中可以看到：整理时有多种版本存在，便可辨识清楚，希望对《伤寒论》细读之。

第三节 《伤寒论》评释简述

《伤寒论》是中医学的一部经典核心著作，历代注释《伤寒论》者达四百余家之多，这是其他古典医著无法与之相比的。在宋本《伤寒论》完成后，历经九百五十余年，由于看法不同，产生了各种不同的评释，显示了对《伤寒论》的重视程度。下面谈一谈对《伤寒论》有代表性的评述，以利于我们对《伤寒论》一书的学习。

南宋严器之说："《伤寒论》十卷，其言精而奥，其法简而详，非寡闻浅见所能赜究。"

元代赵嗣真说："仲景之书，一字不同，则治法霄壤，读之者可不于片言只字，以求其意斯。"（《活人释修》）

明代吕复说："大纲大要，无越乎汗、吐、下、温而已，盖一证一药，万选万中，千载之下，若合符节，前修指为群方之祖，信矣。"（《伤寒十释》）

清代吴仪洛说："仲景书，一语可当千百言，每令阐发不尽，读者须沉潜反复，必于言外透出神髓，斯为读仲景书耳。"

张璐说："使无叔和之集，则伤寒书同于杂病之不传矣。"

魏荔彤说："叔和《伤寒论》序例，成氏注之，方氏删之，喻氏驳之，程氏嬉笑，且怒骂之，以为僭滥，以为悖谬，余平心静气论其意，不未大舛，特欲推广《伤寒论》于伤寒之外耳。"

徐大椿说："此书乃叔和所搜集，而世人辄加辨驳，以为原本不如此，拟思苟无叔和，安有此书。"

姚际恒说："《伤寒论》，汉张仲景撰，晋王叔和集，此书本为经方之祖，然驳杂不伦，读者苦不得其要。"

宋代成无己、严器之都说："仲景《伤寒论》，显于世而不坠于地者，叔和之力也。"

宋代林亿等在宋刻《伤寒论》序中说："所著论，其言精而奥，其法简而详，非浅闻寡见者所能及，自仲景于今八百年，唯王叔和能学之。"

二、对《伤寒杂病论》注释摘要

"横行成岭侧成峰，远近高低各不同。"历代医家对《伤寒论》有着不同的见解，各抒己见，众说纷纭。

对《伤寒论》的注解，第一家就是成无己。成无己本着"注不破经"的原则，注解得最为合体。在《伤寒论注十卷》医例列传中说："成无己家世儒医，撰述伤寒，义皆前人未经道者，分形析证，若同而异者明之，似是而非者辨之。"王肯堂在《伤寒准绳》中说："解释仲景书者，唯成无己最为详明，虽随文顺释自相矛盾者时或有之，若白璧微瑕，因无损于连城也。"

南宋医家朱肱首次用六经注解《伤寒论》，称《伤寒论》六病就是足三阳三阴六条经络，并说："治伤寒先须识经络，不识经络触路冥行，不知邪气之所在，经之病在太阳，反攻少阴，证是厥阴，乃和少阳，寒邪未除、真气便毙。"自朱肱始，各医家以六经释《伤寒论》蜂起，遂酿成千年之大弊矣。

庞安常以病因释六经，说："其病本因冬时中寒，随时有变病亡形态耳，故大医通设之伤寒耳。"

许叔微以八纲论六经，说："伤寒六经者，阴阳、表里、寒热、虚实之代名词也。"

李时珍以脏腑释六经，说："麻黄汤虽太阳发汗重剂，实为发散肺经火郁之药也；桂枝汤虽太阳解肌轻剂，实为理脾救肺之药也。"

张志聪以气化论六经，说："学者当于大论中，五运六气求之，伤寒大义思过半矣。"

钱璜以治法论六经，说："大约六经证治中，无非是法，无一字一句非法也。"

祝味菊以阶段论六经，将六经分为五个阶段来加以论述。

陆渊雷以阶段论六经，把六经的传变分为六个阶段。

柯韵伯以方定证，以证名方，说："仲景之六经，为百病之法，不独伤寒一科。"

尤在泾按法类证，以证出方。一曰正治；二曰权变；三曰斡旋；四曰救逆；五曰类证；六曰明辨；七曰杂治。

陈修园则认为："是书虽论伤寒，而百病皆在其中，内而脏腑，外而形身，以及气血之始生，经俞之会通，神机之出入，阴阳之交易，六气之循环，五运之生制，上下之交合，水火之相济。热实寒虚，温清补泻，无不悉备，且疾病千端，治法万变，统于六经之中。即吾道一以贯之意。"清代陈修园是医界伤寒的大实践家，一生多用伤寒方，始做出上述的论述。他在医疗实践中，无论内、外、妇、儿各科疾病都用到伤寒之方。他从十六岁始，终生饱读《伤寒论》，以本标中气图解释《伤寒论》，至今尚被一些医家推崇。

吾感《伤寒论》一书实可资一生精读，反复探求，言外透精神，方能悟仲景书之法矣。

三、历代医家关于"经"的解释

宋哲宗元祐年间（公元 1088 年），进士朱肱，首次用六经解《伤寒论》。人体本二十经，朱肱将十四经删去，仅留足六经以做注解，引起了对《伤寒论》注释的混乱，对经解说不一，略做举例，以辨真伪。

张景岳在《景岳全书》中说："伤寒传变，止言足经，不言手经……"其义本出于《素问·热论》篇中："夫人之血气，运行周身，流注不息，其传透手经而有不入者哉。"

汪琥在《伤寒论辨证广注》中说："大抵人在四时之中，六气所伤，则手足十二经皆受病。"

方中行在《伤寒条辨》中说："六经与经络之经不同，六经者，犹言部也。若以六经之经断然直作经络之经，则不尽道，惑误不可胜言，后世谬论盖由乎此。"

柯琴在《伤寒来苏集》中说："仲景之六经（非设病之六经）是经界之经，而非经络之经，夫仲景之六经，是分六区地面，所误者广。"

鹤冲元逸在《医断》中说："伤寒之六经，非设病在六经，假此为纪也矣，及其论治也，皆以证而不拘焉。"

藤本廉在《伤寒论注》中说："三阴三阳之目，何谓而设焉，凡病有六等之差，而地位脉证不相同也。"

恽铁樵在《伤寒辑义按》中说："六经者，就人体所著之症状，为之界说者也。"

综观诸说，皆从六经为病之假称，而不取于经络之意。对《伤寒论》经与病之辨，本章第六节另有详论。

第四节　《伤寒论》辨证推理方法举要

吾 17 岁开始学医，在七十余年的医学生涯中，《伤寒论》书常在身边，是我能创立三部六病的先导和良师，指引着我在医学的道路上不断前进。《伤寒论》的辨证方法深入浅出，简要易懂，临床疗效甚好。根据长期的学习体会，对仲景采用的几种辨证推理方法做一介绍。

一、推理定证

对于证候纷繁的病症，如你要判断其属性，本质属何病症？须根据表现的证候，逐层推理判断和分析综合才能得出结论。《伤寒论》148条的论述就是例证："伤寒五六日，头汗出，微恶寒，手足冷，心下满，口不欲食，大便硬，脉细者，此为阳微结，必有表，复有里也。脉沉，亦在里也。汗出为阳微，假令纯阴结，不得复有外证，悉入在里，此为半在里半在外也。脉虽沉紧（细），不得为少阴病。所以然者，今头汗出，故知非少阴也。可与小柴胡汤。设不了了者，得屎而解。"

根据"脉细"，医者多认为病属少阴，究系何病？仲景对它做了推理分析："此为阳微结，必有表，复有里也。脉沉，亦在里也。汗出为阳微，假令纯阴结，不得复有外证，悉入在里，此为半在里半在外也。脉虽沉紧（细），不得为少阴病。"否定了少阴病，依据是什么呢？"今头汗出，故知非少阴也。"此病既非少阴病，也非少阳病，是一个"半在里半在外"的中部部证，即阴阳合病（可参看前边中部辨证）。小柴胡汤是和剂，其作用是"调和阴阳，和解表里，宣通上下"，可以使此病"得屎而解"。

按六病分析，可以做如下解："微恶寒"证属太阳；"手足冷"证属厥阴；"心下满，口不欲食"证属太阴；"大便硬"证属阳明；"脉沉细"证属少阴；"头汗出"证属少阳。在诸证纷繁的情况下，仲景以推理定证，以小柴胡汤和之，真可谓妙诊妙治也。

二、以治测证

《伤寒论》100条："伤寒，阳脉涩，阴脉弦，法当腹中急痛，先与小建中汤，不差者，小柴胡汤主之。"

《伤寒论》214条："阳明病谵语，发潮热，脉滑而疾者，小承气汤主之；因与承气汤一升，腹中转矢气者，更服一升；若不转矢气者，勿更与之；明日又不大便，脉反微涩者，里虚也，为难治，不可更与承气汤也。"

在临床上遇到相似或可疑病时，仲景是如何处理呢？以上两条是很好的例证，即以治测证之真假。100条"伤寒，阳脉涩，阴脉弦，法当腹中急痛"的表现在小建中汤证与小柴胡汤证中都可见到，但"腹中急痛"以小建中汤证为多见。小建中汤是以桂枝汤加饴糖和芍药倍量而成。小建中汤中含芍药甘草汤，缓解肠痉挛之腹痛有良效，且此证常见，故仲景"先与小建中汤"，如果"不差者，小柴胡汤主之"。

214 条"阳明病谵语，发潮热"在大承气汤中多见，但仲景从"脉滑而疾"的"疾"脉中产生了怀疑，故以"小承气汤主之"。为什么呢？阳明病是里部实热证，脉可洪大或滑，但不能是"疾"脉。疾脉是心动过速，是心功能衰减的表现，即便小承气汤与之也是有风险的。从后文"因与承气汤"而使病情恶化，演化为"脉反微涩者，里虚也，为难治"，故仲景警告："不可更与承气汤也。"同时，也使我们看到仲景在临床上的谨慎态度。

三、以证推证

《伤寒论》237 条："阳明证，其人喜忘者，必有蓄血，所以然者，本有久瘀血，故令喜忘，屎虽硬，大便反易，其色必黑者，宜抵当汤下之。"

《伤寒论》277 条："自利不渴者，属太阴也，以其脏有寒故也，当温之，宜服四逆辈。"

《伤寒论》126 条："伤寒有热，少腹满，应小便不利，今反利者，为有血也，当下之，不可余药，宜抵当丸。"

从上述三条原文中可以看到，以"喜忘"推理有蓄血；以"自利不渴"说明脏寒；以"少腹满"与"小便利"说明"为有血也"。

237 条之蓄血证，临床多无明显症状，不易诊断。在胃肠道也不易显露症状，所表现的就是"喜忘"，这是仲景在实际临床中观察到的胃肠道与大脑皮层的关系。中医在临床治疗精神病时，常是以胃肠道阳明病论治，用吐下法治疗。用瓜蒂散、大承气汤、大陷胸丸治疗癫狂证就是例证。1969 年曾遇一妇人，受精神刺激后，登高而歌，狂奔而走，毁物谩骂，就诊时处以大陷胸丸，泻下大便如棋子，似石硬，二剂而愈。说明胃肠道病与脑皮层状态有关，也说明人体内脏是互相影响的。

四、以日辨证

《伤寒论》301 条；"少阴病始得之，反发热，脉沉者，麻黄附子细辛汤主之。"

《伤寒论》302条:"少阴病得之二三日,麻黄附子甘草汤微发汗,以二三日无里证,故微发汗也。"

上述两条,"从始得之"到"得之二三日"是同一病证,都是"发热,脉沉"。从证上看很简单。但在"始得之"时用麻黄附子细辛汤;"得之二三日"后,则用麻黄附子甘草汤,两方都是微发汗。但两证不同,不是症状上存在差异,而是在病程上有差距。用辨证的观点看,宇宙间一切都在发展,永不停滞。此两条从"始得之"到"二三日"后,发生了量变,体热开始升高,二三日的热不同于初得时的热。如果仍按"始得之"的情况治疗就不妥了。所以,用平淡甘草易性温之细辛。从仲景以日辨证,体现出其对辨证论治认识的精度,真可谓法度精严,惜后人多难学得。

五、以脉析证

《伤寒论》中,以脉析证的情况分析如下。

23条:"脉微而恶寒者,此阴阳俱虚。"

49条:"尺中脉微,此里虚。"

50条:"假令尺中迟者,不可发汗,何以知然?以荣气不足,血少故也。"

60条:"下之后复发汗,必振寒,脉微细,所以然者,以内外俱虚故也。"

122条:"病人脉数,数为热,当消谷引食,而反吐者,此以发汗,令阳气微,隔气虚,脉乃数也,数为客热,不能消谷,以胃中虚冷,故吐也。"

从上述五条节录的文中可以看到,通过分析,从"脉微而恶寒"而知"阴阳俱虚";从"尺中脉微"而知"里虚";从"尺中迟"而知"荣气不足、血少";从"必振寒、脉微细"而知"内外俱虚";从"脉数而吐"而知"胃中虚冷"。由此可见,仲景对脉与证间的关系认识得非常清楚。

仲景的辨证方法为我们指明了辨证施治的思路，使我们能够在纷繁的病证面前明辨真伪，以认清病的本质，做到有效的治疗。正如徐灵胎所说："知病必先知证，凡一病必有数证，有病同证异者，有证同病异者，有证病相因者，有证病不相因者，益合之亦曰病，分之则曰证，同此一证，因不同，治法亦异，变化无穷，当每证究其缘由，评其情况，辨其异同，审其真伪，然后求其治法，辄应手而愈，不知者以为神奇，其实皆有成法也。"简练的语言为中医学中的辨证施治做了扼要的总结。仲景之论更能启迪人之思维，仲景为千古之良师，实无愧也。

第五节 《伤寒论》的医学成就

《伤寒论》是对汉以前医药学的总结。仲景在自序中言"勤求古训，博采众方"，著成《伤寒论》一书。其辨证施治，法度严谨，对后世医学的发展产生了深远的影响。其医学成就主要表现在两大方面。

一、开创系统方剂学

《伤寒论》一书，存药 88 味，载方 112 首，是中医书籍中最早系统记载方剂的古典医籍。仲景在《伤寒论》中的方法之一，就是组方学，其为中医学奠定了方剂学的基础。我对其评价如下：

（一）方剂学的鼻祖

汉以前有组方学是一个传闻，从《仓公传》和出土的东汉竹简上看，无方剂学的记载。以前虽有残缺不全的方剂，但无创方的系统性。由此看来，张仲景应是创系统方剂的鼻祖。仲景方剂的组成非常严格，举例如下。

1. 药量变则作用变

以桂枝汤为例，桂枝汤将芍药用量加倍，则成为桂枝加芍药汤，由治表证转为治里证。《伤寒论》279 条："本太阳病，医反下之，因而腹满时痛者，属太阴也，桂枝加芍药汤主之。"

2. 合方变量则作用变

在《伤寒杂病论》中，根据合病的不同病情，处以不同用量，以达到理想的疗效。如：桂枝麻黄各半汤、桂枝二麻黄一汤等。前者是取两方的各 1/3 组成；后者是取桂枝汤的 5/12 和麻黄汤的 2/9，即为：15/36 与 8/36 之比，近似 2∶1 组成。两方均为小发汗法。

由此可见，仲景的组方学之精奥，令后人赞叹不已。称其为方剂学鼻祖，实非过也。

（二）命方原则

仲景命名方剂的原则，按用药的原则大致可以分为六类。

1. 以主导药命名

在一方中，以起主导作用的药命名。如：麻黄汤、桂枝汤、葛根汤、炙甘草汤等。方中其他各药起辅助作用。

2. 以药的共同作用命名

一方中数种药物的相互作用，通过各药的协同作用，达到治病目的。在此方中各药的作用难分主次，所以名称用每味药名命之。如：麻黄杏仁石膏甘草汤、麻黄附子细辛汤等。

3. 以组成方剂的作用命名

一方剂中，通过几味药的相互作用，达到一个治疗作用，则以共同达到的作用命名。如：大承气汤、小承气汤、调胃承气汤、小建中汤、理中丸等。

4. 以主治证命名

一方中数药联合以达到治愈某证的目的，则以其所治病之主证命名，如：治疗厥阴证的四逆汤。

5. 以取类比象法命名

一方中，数种药物结合，组成一种治法，对此方作用采用取类比象的方法，给方剂命名。如：白虎汤，取其白虎肃杀威慑之意；大青龙汤，取其青龙行云布雨之意。

6. 以药汤颜色命名

一方中数药为伍，煎后呈现特殊的色泽，则以汤剂色泽命名。如赤石脂、干姜、粳米三药煎后呈粉红色，艳如桃花，故命名为桃花汤。

仲景的方剂命名法还有多种，以上列举的几种命名法是想说明《伤寒论》中方剂的命名原则至今还值得我们借鉴。

二、肇基辨证论治

东汉末年的疫病流行，众多的病者被夺去生命。仲景面对现实，发愤读书，凭着自己的实践与天才，通过研读《素问》《九卷》《八十一难》等医籍，继承前人经验，吸取其精华，结合自己的切身体会，在《伤寒杂病论》中，肇基了辨证论治之大法。读过《伤寒杂病论》的人，细细思索觉得《伤寒论》的许多具体内容来自《黄帝内经》，但没有《黄帝内经》的原文，这说明仲景在继承方面很会读书。不注一字，尽得风流。其治学严谨，实令人崇尚，他精究医籍，细思师传，勤求古训，博采众方，通过大胆设想，融为一体，创立了辨证施治独特的理论体系。在辨证上留给我们的就是"六病"辨证。仲景在《伤寒论》自序中谦虚地讲："虽未能尽愈诸病，庶可见病知源，若能寻余所集，思过半矣。"

仲景之法，实为千古之法矣。虽越一千七百余年，实无一人能过之。因此，将《伤寒论》视为经典之著，将张仲景称为"仲师"，言不过矣。其为辨证论治的奠基人，诚为定论也。

第六节　试论《伤寒论》六经当为六病

东汉末年，张仲景所著《伤寒杂病论》一书，其辨证施治，法度精严，是对汉以前医学的总结，并对后代医学发展起了积极的推动作用，故该书为历来医家所重视。就是在今天，仍不失为发掘中医学的宝藏之一。对大搞中西医结合，指导临床实践仍有很大的价值。但由于此书成书年代久远，又几经显晦，数为变易，已非仲景旧貌。其中又杂以他说，给我们的学习带来很大困难。另一方面，经过许多医家的注释，虽然对我们的学习提供了不少方便，但有一些玄学思想也掺了进来。如假借运气，附会岁露即是。就是以《黄帝内经》之六经学说解伤寒，也给学习增加了不少麻烦。本文将就此问题予以讨论。

《伤寒论》原著中的"经"不是"六经"辨证之"经"。考"六经"之说创于朱肱，其在《活人书》中明确指出，"六经"是足太阳膀胱经、足阳明胃经、足少阳胆经、足太阴脾经、足少阴肾经、足厥阴肝经。并说："治伤寒先须识经络，不识经络，触途冥行，不知邪气之所在。"张景岳、汪琥等从而和之，并推广至手足十二经。但无论古代或近代，也有很多人不同意这种看法，如方有执、柯韵伯、恽铁樵等。

要讨论太阳、阳明等是"六经"还是"六病"的问题，还得从《伤寒论》原著上做一番研究。在现行之赵开美本的398条中，粗略统计：言"太阳病"者55条；言"阳明病"者36条；言"少阳病"者1条；言"太阴病"者2条；言"少阴病"者41条；言"厥阴病"者2条。共计137条。而单高谈阔论"太阳""阳明""少阳""太阴""少阴""厥阴"者尚未统计在内。涉及"经"字者只有13条，其中第143、144、145三条为经水之经，与"六经"之"经"无关，当除外，余仅得10条。现对10条中经的含义讨论如次。

第30条："……附子温经，亡阳故也……"此条中之"温经"是说明附子的功用，不是"六经"辨证之"经"。

第67条："伤寒，若吐、若下后，心下逆满，气上冲胸，起则头眩、脉沉紧，发汗则动经，身为振振摇者，茯苓桂枝白术甘草汤主之。"此处的"发汗则动经"是谓发汗而伤动经脉，其症即"身为振振摇"。此"经"字虽为经脉之经，然此处为谈病理，非指病属何经。

第124条："太阳病，六七日，表证仍在，脉微而沉，反不结胸；其人发狂者，以热在下焦，少腹当硬满，大便自利者，下血乃愈。所以然者，以太阳随经瘀热在里故也。抵当汤主之。"此条中之"经"指经络言，是谈病理变化为表热通过经络而入于里。只说明是通过足太阳膀胱经而入于其腑，观小便自利即可知，由"少腹当硬满"与"下血乃愈"说明热瘀在肠（参看237条）。从这一条亦可明显地看出太阳病不是指足太阳膀胱经病。

第160条："……经脉动惕者，久而成痿。""经脉动惕"，或以为即67条之动经，或以为全身经脉跳动，惕惕不安。前一解是谈病理，后一解是叙症状，但都不是说其病在哪一"经"。

以上四条中的"经"，或谈药理，或讲病理，或叙病状，都不能作辨证之"经"的根据。

第103条："太阳病，过经十余日……"

第105条："伤寒十三日，过经，谵语者，以有热也，当以汤下之。"

第217条："汗出谵语者，已有燥屎在胃中，此为风也，须下者，过经乃可下之。"

此三条之"过经"均指太阳病已罢。然不称太阳已过，或病已过太阳经，可知仲景对于辨证只称太阳病或太阳证，或径称太阳。第217条虽为阳明病，其"过经"仍指太阳病已罢。对于其余五病不复见此词，故"过经"一语或为太阳病已罢之专用语。以文义看，此"经"字只能作界限或范围来解，柯琴所说"仲景之六经是经界之经，而非经络之经"，大概即指此而言。若推而广之于其余五病，"六经"只能作六种范围，即六类证候解，不能作六条经络解。所以此四条亦难以作为"六经"立论之依据。

第8条："太阳病，头痛至七日以上自愈者，以行其经尽故也。若欲作再经者，针足阳明，使经不传则愈。"

第114条："太阳病，以火熏之，不得汗其人必躁，到经不解，必清血。名为火邪。"

第384条："伤寒，其脉微涩者，本是霍乱，今是伤寒，却四五日，至阴经上，转入阴必利。本呕下利者，不可治也。欲似大便，而反矢气，仍不利者，此属阳明也，便必硬，十三日愈，所以然者，经尽故也。下利后，当便硬，硬者能食者愈。今反不能食，到后经中，颇能食，复过一经能食，过之一日当愈，不愈者，不属阳明也。"

以上三条所言之"经"最符合"六经"之"经"，但细释此三条难解之处甚多。

第8条之"行其经尽"，按《素问·热论》所说"七日巨阳病衰，头痛少愈"，此为按日传一经，六日传三阳三阴尽，故七日当愈。另一解谓"头痛"一症除太阳一经病外，他证少见，故七日是太阳一经行尽之期，不是六经传受之日，"行其经尽"是行完了太阳本经。此两种说法就孰是孰非，故置不论，但都没有经络的含义，"经"只作为界限、范畴的意思。第384条"到后经中"的"经"，包含了第二周期的六个"经"，这种意思就更明显了。

第114条之"到经"，注家多遵成注以七日复太阳"到经"。第8条以七日为"经尽"。它们都是行了一个周期，而第384条却已行完了两个周期为经尽，此种妙义殊难明了，实际是无法明了的。以我五十多年来的大量临证，从来没有见过这种按"六经"顺序周而复始传变的情况。可以说这样的学说是经不起实践检验的，以这种不切实际的理论是难以作为解《伤寒论》的指导的。

《伤寒论》第5条说"伤寒二三日，阳明、少阳证不见者，为不传也"；第4条说"脉若静者为不传"。仲景既已批判了这种日传一经的学说，不当复用此说，所以对于这样的条文完全可以怀疑其非仲景所作。

.此三条之辨证仅拘于日数而略于脉证，这是不符合仲景"观其脉证，知犯何逆"的辨证精神的。由于这三条本身存在这样多的问题，其所谈之"经"虽为"六经"之"经"，也难以作为"六经"立论之依据。

从以上分析可知，在《伤寒论》的原著中找不到"六经"立论的有力依据。相反地倒有137个条文在谈"病"，这些条文明白地指出为"太阳病""阳明病"等，况且各篇之标题就是称"病"而不作"经"的，依照原著称作"六病"在学习中反倒觉得明白晓畅，应用上简捷方便。这是我们认为"六经"当为"六病"的一个理由。"经"与"病"

为本质不同的两种概念，以经络解伤寒的问题，还涉及经络的循行与症状的关系问题，脏腑经络的表里关系与证候的表里出入问题，经络与治疗的关系问题等。为便于讨论，现归纳为两个具体问题，讨论于下。

一、怎样理解太阳病之头项强痛，阳明病之口燥咽干鼻衄，少阳病之耳聋、目赤、胸胁苦满等症状及刺风池、风府、期门等法与经络无关呢？

我们认为这些问题确实需要辨别清楚。首先应该肯定经络学说是中医学的重要组成部分，无论在生理功能上、病理变化上还是诊断治疗上都有重要的意义。一切疾病不论在病理变化上和转化过程中都有经络的参与，这是不容置疑的。因为经络有运行血气、联络脏腑、沟通表里上下内外的作用，也是病邪出入的通路，如124条之"太阳随经瘀热在里"就是很好的一例。但是绝不容许把病邪传变的途径与证候类型的划分混为一谈。经络辨证自有其独立的内容，与《伤寒论》的辨证法则绝不相侔。至于头项强痛属太阳，口燥咽干属阳明，耳聋、目赤、胸中烦满属少阳仅是各病的局部症状。这怎么能说六病是依经络的循行划分的呢？方中行所说："若以六经之经，断然直作经络之经看，则不尽道，惑误不可胜言，后世谬论，盖由乎此。"其原因就在这里。

二、应如何领会《伤寒论》原序中明白指出"经络府俞，阴阳会通"，第92条"病发热、头痛，脉反沉，若不差，身体疼痛，当救其里"与293条"少阴病，八九日，一身手足尽热者，以热在膀胱，必便血也"中的脏腑表里出入关系即经络的会通关系呢？

我认为应该从下面几点来领会。

第一，不可断章取义。试观原序为："人禀五常以有五脏，经络府俞，阴阳会通，玄冥幽微变化难极，自非才高识妙，岂能探其理致哉。"此为举五脏经络府俞以概人体所有组织，"阴阳会通"是说各组织之间成为有机联系的统一整体，其奥妙深微的道理是变化无穷的。勉励大家努力学习，成为学识高深的人，才能懂得其中的道理。这一段道理并不是单指经络的俞而言的，这种举少数以概全部的写法是汉代文章言简意赅的特点。退一步说，就是单指经络府俞的阴阳会通关系，也只是讲它们的生理病理关系，并没有提及其为辨证纲领或分证方法的意思。倒是读内容先须识标题，各篇名称只作"辨某病脉证并治"而不作"辨某经"或"辨某经病"，正是《伤寒论》之辨证诊"病"不依"经"的明显所在。

第二，脏腑的阴阳属性是由其"藏精气而不泻"与"传化物而不藏"的功能所决定的，脏与腑由经络的属络关系相联系而成表里关系。但是脏腑经络的分表里绝不同于证候的分表里。不然的话，因三阳经与三阴经各有表里关系，那就应该三阳经为表证，三阴经为里证，这种结论谁也不会同意的，所以经络的表里与证候的表里完全是不同的两个概念。

第三，六病的传变是错综复杂的，将传于何病乃取决于邪正双方及治疗之正误，并非一定要循着经络传于其腑，或传于其所属表里关系的经络或脏腑。如太阳病误治后可转为葛根芩连汤证，亦可为桂枝人参汤证，还可为大陷胸汤证、诸泻心汤证、栀子豉汤证、白虎加人参汤证等，为什么就不按照脏腑表里的关系来转化呢？所以我们认为证候在转化过程中，应当想到经络可能是病邪转变的途径。但是，不追究它的具体传变的途径并不影响对证候的认识。如第248条："太阳病三日，发汗不解，蒸蒸发热者，属胃也。"只要认清其发热、汗出、不恶寒、反恶热、蒸蒸发热就是阳明病，至于通过哪几条途径，从来没有人追究过。若认为太阳病的病邪在膀胱经，要传至胃经，它们之间并没有表里关系，则不知道通过哪种关系和什么顺序。若按流注顺序中间要经过肾、心包、三焦、胆、肝、肺、大肠七经，中间这些经为什么又不表现出症状来，或是另有别的途径就不得而知了。经络的病理变化只是机体病理改变中的一个部分，而营、卫、气、血、津、液、皮、毛、筋、骨、肉都可能参与，怎么能只重经络而不及其余呢？何况经络亦非止六条，张景岳曾谓："伤寒传变，止言足经，不言手经，其义本出《素问·热论》篇中，夫人之血气运行周身，流注不息，其传过手经而有不入者哉？"其已推广为十经，何不为十二经辨证呢？依照其理，则其传过手经而有不入者哉？二十经都受邪怎么能只谈六经呢？所以我们认为六病的传变规律与经络的表里关系不大。

第四，仲景用太阳、阳明诸名作分证纲领，内容皆非《黄帝内经》之旧，因一以论证候，一以名经络。正如叶天士用卫、气、营、血诸名作为分证纲领一样，诸名虽出《黄帝内经》，而与《黄帝内经》论物质讲载能的内容完全两样。以经络解伤寒正如同把温病分证的卫气营血仍然看作是构成人体某些物质一样，可见太阳病、阳明病等与太阳经（脉）、阳明经是不同的。

第五，以实践第一的观点来说，临证施治皆重于证而忽于经，按证发药，其证自解，若寻经摘药，反增踌躇。我于30年前曾治一人冬月患伤寒，四十余日不解。病者由壮热烦躁而变成昏冷厥睡，呼之不应，喂以汤水，尚知下咽，已十余日。诊得周身厥冷，寸口、趺阳脉皆无，按腹则濡，启眼睑视之，又目赤如血裹。思得证情如此险恶而迁延十余日不败者乃正气尚未内溃，两目红赤乃火热之候，邪热内伏而阳不得伸，是"热深者厥亦深"之谓。遂投大剂白虎汤一贴，石膏重用一斤，知母亦用至五两，煎一大盆嘱频频灌服，进半剂遂热大作，病者苏而大呼"热死我了"。半日尽剂而热不退，撮药不及，时正值天降大雪，遂作雪球与啖，共用大于拳者九枚，热退而安。所以目赤一症而断为热厥。若依经络则不知作何判断。如据肝经连目系，少阳经脉起于目外眦来理解，则当以少阳、厥阴来论治了。可见在临床应用上，重在辨证而不重于辨经络。六病辨证正是对各种证候进行分类和概括，若用经络对这些证候做分类和概括就困难很多了。

第六，在六病的概念中，概括了病性（阴阳）、病势（寒热）、病位（表、里、半表半里）、病体（虚实）的内容，在经络的概念中则无此种含义。以病位为例来说，三阳病中，病邪在表的，因势利导，可汗之而解；病邪在里的亦因其势可下之而解；邪在半表半里的则非汗下之所宜，可清之（黄芩汤证）或和之而解。体现了辨证的目的全在于施治。若以经络辨证论治则没有这样的区别，因为每条经络都内属于脏腑，外络于肢节，每一经络都可出现内部脏腑的疾患，又可出现外部体表和肢节的疾患，这样辨证也就不知何经可汗、何经可下、何经可清的辨证目的，这与六病辨证中太阳主表，阳明主里，少阳主半表半里的辨证法则是有根本区别的。所以六病对于经络在辨证上毫无依从关系。

总之，"经"与"病"的概念有着本质的区别：六经是生理的，其循行有固定的路线，虽无病，其存在依然如故；《伤寒论》的"六病"是病理的，是人为的划分证候类型的方法，无病则"六病"不复存在。经络无论外在体表或内至脏腑均为线段的，其病象亦只出现于其循行部位及其所络属之脏腑；而"六病"之表现常为全身性的。经络之阴阳是用以说明人体组织结构之属性，由脏腑之不同及经络循环体表部位的区别所决定；而"六病"的阴阳是用以说明疾病的属性，由病势、病位、病体所决定，包括对表里寒热虚实的内容。"经"与"病"是本质绝不相同的两种概念。所以我们认为对《伤寒论》辨证的"六经"当称"六病"。

小结

一、本文对以"六经"解说《伤寒论》分证方法的学说做了简略讨论，我们认为对历来沿袭已久的"六经"分证应作"六病"分证。理由是：

1.《伤寒论》原作中对"六经"没有明确的提法和充分的依据。《伤寒论》的"目次"有"辨太阳病脉并治上""辨阳明病脉证并治"……"辨阴阳易差后劳复病脉证并治"等十节。

2. 在太阳病的例说中，说明"经证"之邪证并不在"经"，"腑证"之邪亦不在本"腑"。六病分证的法则与经络的循行及其所属脏腑的功能没有明显的依从关系。

3. 在整个病理变化中，经络只是参与变化的一个部分，不能单用经络代替整个机体的病理改变。

4. 经络是组成人体的一个部分，而"病"是机体阴阳失调的结果，是属于完全不同的两个概念。

二、本文的写作目的并不在于争"经"与"病"这一字之差，而是希望通过讨论对《伤寒论》的辨证法则有一比较正确的认识，从而对这一有高度实用价值的古典医著能更好地学习它和应用它，使它能在"古为今用"的方针指导下发挥更大的作用。

（此节文原载《新中医》1979 年第 4 期）

第七节 《伤寒论》的病证系统观

病与证，是中医和中西医结合工作者经常提及的问题，至今无有公认的标准，《伤寒论》中的病与证是怎样的呢？现将《伤寒论》中病与证的概念及分类的情况简单分析如下。

一、太阳病篇

在太阳病篇的首条，也是《伤寒论》全书之首条，仲景给太阳病下了明确的定义，使太阳病的概念有了十分清楚的范畴，这就是"太阳之为病，脉浮，头项强痛而恶寒"。此三症代表太阳病类各证的共性。因此，在提及太阳病时，应有此三症出现，否则违背了仲景给太阳病确定的分类标准。在太阳病篇中，真正属于太阳病者仅麻杏石甘汤证；属于太阳病合病合证范畴的证有好多类，如麻黄汤证、葛根汤证、大青龙汤证和小青龙汤等。太阳篇共计方证 74 个。其中，有些证不应属太阳病类，如白虎汤证及小柴胡汤证等。

二、阳明病篇

《伤寒论》180 条："阳明之为病，胃家实是也。"这条是说明了阳明病的共性是"胃家实"。"胃家"是指整个胃肠系统，"实"是实有其物，即指痰、水、血、食。因此，阳明病治疗原则以下法或吐法为其治疗大法，取"实者泻之"之理。"胃家实"是阳明病本质，其各证的表现尽管不同，但治则相同。如大承气汤证、小承气汤证、调胃承气汤证、麻仁丸证、蜜导煎证和十枣汤证等，都属阳明病类。阳明病篇共有方证19个，其中有些方证不应属阳明病篇，如四逆汤证、桂枝汤证和小柴胡汤证等。

三、少阳病篇

《伤寒论》中少阳病的条文较少，仅讲了少阳病的概念："少阳之为病，口苦、咽干、目眩也。"此篇无有少阳病的治则和方剂，中医界多以小柴胡汤作为少阳病篇的主要方剂，因此"和"法成了少阳病的治疗大法。但从"口苦、咽干、目眩"的症状看，少阳病应属于阳性病，不宜用和法。因为和法是调和阴阳，和解表里，用于阴阳共见之证，此处无和解之证，更不用和解之方——小柴胡汤，当以寒凉之剂清之。少阳病篇是《伤寒论》中遗憾最大的一篇，竟无代表性一法一方，更谈不上具体的辨证，给后人研究应用带来了很大的困难，因此也是众说纷纭最多的一篇。

在临床工作中，少阳病是最常见而最多的一类病。太阳病多为阳病之初，阳明病又为阳病之极，那么太阳病和阳明病之间的阳性病当为少阳病。在三阳病的治则中，太阳病为汗法，阳明病为下法和吐法，少阳病当为清法。明清时代温病学家的出现和兴起，清法的大量应用正是填补了这块空白。从《伤寒论》的全文看，少阳病的证与方剂也很多，如白虎汤证、栀子豉汤证、猪苓汤证及黄连阿胶汤证等，都应属少阳病的辨证范畴，只是现行《伤寒论》书中的分类出现了错误，致使少阳病篇缺少了具体有代表性的证与方。但从《伤寒论》中可以看出，少阳病的治则和方剂是散见于其他篇中的。

四、太阴病篇

"太阴之为病，腹满而吐，食不下，自利益甚，时腹自痛，若下之，必胸下结硬。"这是《伤寒论》对太阴病共性的描述，同时也指出了应用下法是太阴病之大忌，是错误治则。太阴病是里部阴性病，"胃气弱"是太阴病的普遍特征，因此，应用温补之法才是太阴病的正确治则。本篇列的三个方剂——桂枝汤、桂枝加芍药汤和桂枝加大黄汤均非太阴病的标准方剂，是桂枝汤证的变证的方剂。而应以理中丸、吴茱萸汤、五苓散等为太阴病的正确方剂，这些方证才是太阴病真正的同类证。

五、少阴病篇

《伤寒论》对少阴病的概念是："少阴之为病，脉微细，但欲寐也。"少阴病是因心脏机能不足而引起的阴性疾病，多数医家认为少阴病就是心病，持此说者如章太炎等。治疗少阴病的原则是补气强心，多以参附作为组方的主药。少阴病是临床常见之证，远非《伤寒论》中简单的"脉微细、但欲寐也"。"心动悸"应是少阴病的主要症状，另外，凡脉弱、促、结或体乏易倦之人，均属少阴病。少阴病还是临床比较容易出现死亡的病证之一，因此，仲景在少阴病篇中，较详细地论述了少阴病可能出现"死"的临床表现，对"可治""难治""不治"等证也予以描述。西医学的冠心病、心力衰竭、心律失常等病证，都属少阴病辨证范畴。少阴病篇共有方证19个，如附子汤证、真武汤证是代表性方剂，其中也有不合其类者，如猪苓汤证、吴茱萸汤证等。

六、厥阴病篇

厥阴病是阴性病中病情最严重的一种类型，病人常是处在危急之中。然而在《伤寒论》326条中，对厥阴病篇是这样描述的："厥阴之为病，消渴，气上撞心，心中疼热，饥而不欲食，食则吐蛔，下之，利不止。"这是一个肠虫证的表现，没有厥阴病的临床表现——手足厥冷和脉微欲绝。因此本条不能作为厥阴病的纲领。而《伤寒论》中的337条"凡厥者，阴阳气不相顺接，便为厥。厥者，手足逆冷是也"，这条既论述了厥阴病的形成机理——"阴阳气不相顺接"，又叙述了厥阴病的典型症状——"手足逆冷"。在《伤寒论》中此条才是真正的厥阴病的纲领。凡有"脉微欲绝，或无脉，手足逆冷"证，即当归四逆汤证、四逆汤证、通脉四逆汤证等皆是厥阴病的同类证，属厥阴病的辨证范畴。厥阴病篇中有方证 16 个，代表性的方剂应是当归四逆汤，而不应是乌梅丸。其中也有不合其类者，如白虎汤证、瓜蒂散证、白头翁汤证等。

七、霍乱病篇

霍乱病是"呕吐而利"，实属太阴病辨证范畴，其具体证有四逆人参汤证、理中丸证和通脉四逆加猪胆汁汤证等，共有 6 个，理中丸证为主方证。"霍乱病"并非一定是今天可确定由霍乱弧菌引起的"霍乱病"，常将沙门菌感染引起的急性胃肠炎也列入霍乱病类。应将此篇列入太阴病的辨证范畴为宜。

八、阴阳易差后劳复病篇

"阴阳易"在《伤寒论》中指由于性生活不当而引起的疾病，其临床特点为："其人身重，少气，少腹里急，或引阴中拘挛，热上冲胸，头重不欲举，眼中生花，膝胫拘急者，烧裈散主之。"另外从临床体会，此类病人以男性为多，平素多体弱，常因外感后行床而致，除上述症状外还有两个特点，即脉弦数和皮肤潮湿或自汗。本篇以烧裈散证、枳实栀子豉汤证、牡蛎泽泻散证和竹叶石膏汤证等 6 个方证作具体辨证标准。此类方均不宜于"阴阳易劳复"之人，应以补气固表之品为好。多用桂枝汤或桂枝加附子汤，或人参桂枝汤治其多汗或自汗。待汗止后再以黄芪建中汤或八味丸合小柴胡汤调之为宜。此篇应属杂病辨证。

综观《伤寒论》全貌，仲景以"病"为疾病分类的纲，以各方证为临床辨证之目。各方证辨证分属于各病。仲景所言之病，实际还是更大范畴的证，与当今中医之病的含义相去甚远，与西医之病更无相似之处。此处病与证都属于中医证的范畴，是疾病信息集，两者的概念无本质的区别，只是等级层次的差别而已。不过，仲景以病立纲，以方证辨证施治，是一种执简驭繁的方法。

通过对《伤寒论》病与证的分析，从这里不仅可以看到仲景对疾病分类的框架，同时也可以看到分类中存在的乱类现象。按事物的分类标准，应将同一类性质的事物分在同一类中，即同一病性的方证应归在同一类辨证篇中，其治疗大法也应是相同的。但《伤寒论》中有的方证不是按这个基本分类原则来归类的，因此，使后来学习的人堕入迷津。如太阳病篇，几乎各类方证均有，而少阳病篇则无代表性的一法一方。在其他各病的分类中都存在有乱类现象。为了便于后人学习和临床应用，有必要对《伤寒论》进行重新整理和分类，把病位相同、病性相同、治则相同的方证归在一起，为后人学习《伤寒论》提供更加清晰的思路（前边的第三章就是这样的示范）。

通过对《伤寒论》的粗浅分析，初步认为《伤寒论》是一部简明的疾病学系统论。《伤寒论》是疾病大系统，各病篇是子系统，各病篇的具体方证又是下一级子系统。有明显的层次性和等级性，有明确的从属关系。另外，《伤寒论》各病证之间有着复杂的传变关系。在一定条件下可以相互传变，说明了各方证不是孤立的、静止的，而是动态的、相联系的，其中的变化是有规律可循的，这也是符合系统论基本特性的。因此，《伤寒论》是我国最早的一部疾病系统论。

（刘惠生）

第五章

三部六病论析

　　三部六病学说从提出至今，经历了几十年的风风雨雨，今天已初步形成了自己的理论体系，为了进一步完善与发展这一学说，有必要对其进行深入的论析。我曾为三部六病学说写过一副对联，上联为"取表里、划三部、含中外哲学奥理"，下联为"论阴阳、分六病、吸古今医家精髓"，横批为"继往开来"。这里概括了三部六病学说的产生、发展与前景展望。今天形成的新的理论体系，不仅有理论上的升华，更有实践中的创新，是对中医和西医学解构与重建的尝试，是求各医学派别通约性的公式。为了有类别地论析三部六病，我将论析分作几方面论述。

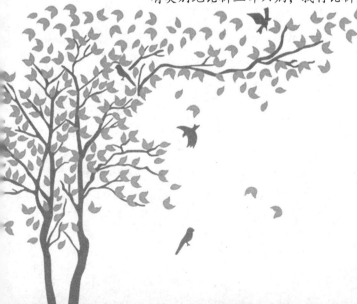

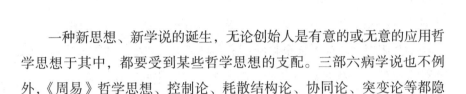

第一节　哲学的启迪

一种新思想、新学说的诞生，无论创始人是有意的或无意的应用哲学思想于其中，都要受到某些哲学思想的支配。三部六病学说也不例外，《周易》哲学思想、控制论、耗散结构论、协同论、突变论等都隐含于三部六病学说之中，也是这一学说能够发展壮大的动力之一。

一、《周易》的导向

《周易》是我国一部最古老的哲学著作，也是最具有迷人色彩的神秘著作。它的哲理具有解释一切事物的巨大包容性。因此，在中国古代无论哪门学科，都渗透着这一哲学思想。在医学著作中，无论《黄帝内经》还是《伤寒论》都是在这一思想影响下而诞生的。

《周易》将宇宙作为一个大系统而来研究，这个大系统的性质以阴阳而概之。它将这个大系统的要素分作三个方面，即"天、地、人"。研究这个大系统中"天、地、人"的运动发展规律，依卦而预测"天、地、人"的未来和发展趋势，指导人们的社会实践。"天、地、人"无论哪一个要素起大的变化都会影响这个大系统的正常运行，"天生、地长、人治"是它的基本思想。"天、地、人"协调发展是宇宙正常发展的基础，"天、地、人"无论哪一要素的变化，足以影响大系统时，大系统就要发生变化；反之，大系统的变化也将影响各要素的发展变化。现在人类活动与自然界的关系也引起世界各国的极大关注，也说明了三要素的变化影响着人类的生存。

这种将一个系统分为"三要素"的观点，在《伤寒论》中有，在三部六病中就更明确地将人体这个系统分成了三个子系统。即人体是由"表、中、里"三部的要素组成，每部作为整体要素之一来说，它的变化和发展到一定程度时就会影响人体这个大系统的变化与发展。因此，这种将人体这个大系统分作三要素的分类，三部六病是承《周易》的哲学思想来的。另外，《周易》和道教中的"道生一，一生二，二生三，三生万物"的思想在三部六病中有了充分的体现。"道生一"是指一个系统事物的产生是由一定的规律（道）而产生的。"一生二"是指产生了一定事物或一系统后，这个事物或系统已处在一个阴阳对立之中，但是，单纯的阴阳对立不能构成事物的系统，只有阴阳的统一才能形成特定的事物或系统，这种对立与统一是由阴阳双方决定的，这就是"道生一，一生二"的道理。

在疾病状态下，不仅有阴阳对立的两型，还有阴阳交渗的一型，三部六病中每部病的阴阳分类和部病的产生，以及整体阴阳与体证的分类法都源于此。又由于各部阴阳的交渗与复合，所以出现了"三生万物"的各种复杂证。三部六病中的合病合证、整体病、局部病都是受此"三生万物"影响而产生的，形成数以千计的复合证型。

另外，"易"字是由"日"和"月"二字组成。日在上为阳，月在下为阴，日月同体为太极。"易"代表整个宇宙如日月运行变化不息。《周易》还指出事物都处在不断变化之中，即"非交则变，非变则交"。交易与变易是《周易》的精髓，也是一切事物发展变化的动力。交易是事物的量变过程，变易是事物质变过程。三部六病中的对疾病传变的分析，正是这种思想的体现。

通过以上简单分析，不难看出，三部六病学说也是在《周易》导向下产生的。

二、系统科学的轨迹

系统科学是一门新兴的学科。系统科学是以系统及其机理为对象，研究系统的类型、一般性质和运动规律的科学。三部六病学说中以人体为一大系统，三部为子系统。疾病状态下，研究这个特定系统的"类型的一般性质和运动的规律"，三部六病学说是沿着系统科学的轨迹运行的。现以系统学分析一下三部六病特点。

首先，从系统的概念上分析三部六病学说。"系统是由两个以上的要素（部分、环节）组成的整体……作为构成系统的要素也可以是单个事物，也可以是一群事物组成的子系统"；"系统的各要素之间，以及整体与环境之间存在着一定的有机联系，从而在系统的内部和外部形成一定的结构和秩序"。三部六病学说把人体看作一个整体大系统，它是由三个要素或称三个子系统——表、中、里三部构成的，三部的有机联系形成了整体。在这个整体的内部和外部形成了一定的结构和秩序，外界环境是机体这个大系统从属的更大系统，机体在环境中生存是其具备了系统的特性而决定的，简而言之，可做如下对比解释。（表 5-1）

表 5-1　系统科学与三部六病之比较

系统科学	三部六病
系统是由要素组成的	整体是由三部构成的
要素以一定的结构形成系统，各要素在系统中地位和作用不尽相同	三部以一定的结构形成整体，各部在整体中地位和作用不尽相同
系统的性质取决于要素的结构	整体的性质取决于三部的结构
系统与环境存在着密切的关系与联系	机体与环境有着密切的关系和联系（天人相应观）
系统和它的环境之间通常都有物质、能量和信息的交流	机体不断地从环境摄取养分、氧气和排出体内废物，进行着物质、能量、信息交流
系统与环境的物质、能量、信息交换过程中，既能通过调节保持自身的稳定状态，又可以进行要素和结构的重新组合，从而产生新的功能，以适应环境的变化，这就是系统的自适应、自稳定、自组织、自控制	三部六病学说在协调疗法中，强调通过整体与各要素的调节，使机体保持自身的稳定（健康），又可以通过治疗这一手段，使病理过程消失，使机体能很好地适应环境的变化。三部六病强调机体的八要素特性正是对系统科学的应用

以上简要分析，不难看出，三部六病学说是按系统科学的轨迹运行的。

三、新说的色彩

三部六病学说不仅按系统科学的轨迹在运行，而且还具备当代许多哲学新派的色彩。诸如信息论、控制论、耗散结构论、协同论、突变论、灰色理论等。正因为其有了信息论的性质，才能将各类的症状、体征等转换为数学模型而进行计算机处理形成独特的电脑软件。三部六病学说将临床的各种信息通过加工而形成系统的证，将这些证归纳为24类，如单证、六病、部病、合病合证、局部病、整体病等。

三部六病学说的控制论思想是通过方剂的治疗而达到控制疾病过程的目的，使病理过程消失，生理过程恢复。通过方剂的种类大小、疗程长短，而测出疾病性质大小与过程，从而为其形成系统的辨证论治体系提供了可靠的依据。

耗散结构论是研究开放系统的，其基本概念是指一个远离平衡态的开放系统，通过不断地与外界交换物质与能量，在外界条件的变化达到一定阈值时，能从原来的无序状态转变成时间上、空间上或功能上的有序状态，当外参量继续改变时，还会出现一系列新的结构状态。这种在远离平衡态情况下所形成的新的有序结构，称为耗散结构。三部六病学说研究的人体是一个开放系统，这个开放系统不断地与外界交换信息、物质与能量。三部六病学说主要研究病态机体的情况，这种病态机体就是一个远离平衡态的开放系统，依赖其非线性的反常涨落机制，使"局部病变的扩大引起整体反复的出现"，此时的涨落驱动了平均值，使之由一种状态变为一种新态。三部六病的治疗观正是使机体由一种病态转变为生理态。耗散结构使机体的病态熵增转为负熵状态，从而使机体的病态三部由无序向有序转化，达到康复的目的。

协同学又称协同论，是研究子系统如何协作而形成宏观尺度上的空间结构、时间结构和功能结构的，特别是研究有序结构是如何通过自组织的方式形成的。三部六病学说的协调疗法就是通过协调整体与局部的关系，使机体在"空间结构、时间结构和功能结构"上达到更好协同的目的。就是在组方的过程中，也是充分考虑了各药物之间的协同关系而拟定的。因此，协同论也是三部六病学说在辨证中的重要思维方法之一。

另外，突变论是三部六病学说讲疾病转化的重要依据，突变是事物的质变，包括局部的质变与整体的质变，病变机体向健康机体的转化是量变基础上的质变，也是量变基础上的突变，对疾病转变的分析，正是这种思想的体现。

总之，三部六病学说充满了以上新理论的色彩，在这些理论的指导下，三部六病理论正朝着伟大的目标前进。

第二节　医学的遗传与变异

在生物界，遗传与变异是司空见惯的事，也是生物生存发展的基础。在学术界、知识界、思想界等也都具有遗传性和变异性。三部六病学说就是医学理论发展与临床实践发展过程中遗传与变异的例证。

一、难醒的梦

中医学的发展经历了一个非常漫长的历史时期，这在世界医学发展中，也是独一无二的。在几千年的发展长河中，几乎无大的格调变化，以其特有的形式像蜗牛一样爬到了今天，似乎科学技术的高速发展对其无什么影响，沉迷于自己的美好梦境中，悠哉！悠哉！其乐无穷。足也，足也。尽管有许多有识之士高声呼唤，但是，一些中医的历史梦是难以惊醒的，其原因何在呢？大概有下列几方面因素。

1. 对阴阳五行学说的精髓理解不够

以《周易》为主的阴阳五行学说，是中国古代的主要哲学观，一切现象都可以在这个学说框架内得到圆满解释。因此，无须进行深入的分析，也无须对自身的缺陷进行反省。这种自满性占了统治地位，老一代的大多数中医不想去改变它，新培养的中医院校毕业生，也是常在古人的圈里转来转去，甚至把《周易》吹得神乎其神，是唯一正确的哲学观。将西方文明发现的 DNA 中的嘌呤和嘧啶的排列顺序结构与八卦相联系，用西方的科学进步成果去提高中国的古人。1996 年《哲学研究》第 1 期有这样一段话："这些似是而非的东西，与其说是出于一种民族自尊感，毋宁说是一种民族自卑感的驱使。"以祖先的光彩去掩盖自己的无能，而不是鞭策自己前进，难道现实的情况不是有一些人就是这样吗？

2. 临床实践有效性的束缚

中医从古到今，在实践中形成了独特的理法方药体系，几乎什么病都能进行辨证论治，有些方面疗效甚好，在某些方面，西医有时也不得不求助于中医。因此，这种有效性助长了中医的自满性和不求变革性。有些中医认为，有现代科学的分析也能看病，无现代科学的分析也能看病，所以一直保持着中医的特色，沉迷于自己美好梦境之中，悠哉，悠哉！其乐无穷。这种只看到自己所能而忘记了自己之不能，束缚着中医的发展，尽管有很多有识之士高声疾呼，但这些人还是难以惊醒的。

3. 与现代科学技术结合力度很差

人类社会发展到今天，科学技术是其发展的主要动力，中医某些人士认为中医"一枕三指"足矣，连化验单都不想看（见《中医存亡论》一书）。只讲自己离开仪器检查的"神"，不讲离开仪器检查之误，这种抱残守缺思想阻碍着中医的发展。中医的实践与现代科学技术结合很差是中医滞后的另一个重要原因。

4. 对于中医走向世界的认识不足

自从针灸走向世界之后，遂兴起了世界性的中医热，使某些人头脑发胀，狂喜不已，认为 21 世纪医学就是中医的世界了，好像西医的发展到了尽头。正是这种夜郎自大、不切实际的想法导致了中医的保守和落后。中医只有从根本上被西医认识，即中医必须诞生新的理论体系，从思想方法到临床实践被西医认同和接纳，西医对这一新的理论心悦诚服，中医才能走向世界。因此，就要求中医也要嬗变，从理论到实践，创造新的理论范式去征服西医，否则中医走向世界只是一句空话。

5. 缺乏新的理论范式

中医的理论从《黄帝内经》《伤寒论》《金匮要略》到《温病条辨》，延续两千多年形成的这一理论体系，既指导着中医创造了辉煌的过去，也制约着中医很难走向未来。实际情况自汉代张仲景创立了系统的辨证论治体系之后的一千七百余年间，基本对其创造的理论框架无根本性变革，有些人张口《黄帝内经》，闭口《伤寒论》，根本不敢、也不想去创造新的医学模式，殊不知一个好的理论范式将会推动中医事业的向前发展。我认为中医新理论范式会诞生的，将会看到"一枝红杏出墙来"。

以上是我对中西医学现状的个人看法，那么，医学应向什么方向发展呢？医学发展的方向只能是世界各医学的统一。

二、必然产物

三部六病学说是家父刘绍武七十余年的理论研究和临床实践的结晶，早在 1959—1962 年时，就在太原中医学会用其特有的新观点讲释《伤寒论》，当时有不少中医界的知名人士称之为"离经叛道""割裂经文""标新立异"。但他们的评议不能阻碍家父的改革中医的志向，他要创立具有民族形式与民族风格的新型中医辨证论治体系。

1. 择医的动机

家父少时多病，13 岁曾遇一乡村医生为家人看病，当时，家父问道："看病难不难？"医生答道："很难的。"又问道："你是怎样学会的？"医生笑笑而已。在"不为良相当为良医"的思想指导下，他 17 岁立志学医，奋发读书，以书为师，渐深入临床，免费登门为人诊病。初看病时，每当开出处方后，次日清晨天未亮，必到病家大门前看一下，是否有白纸贴出（是否吃错药死了人）。幸喜无此事发生。未及三年，医名渐扬。24 岁时，自己组建了长治友仁医院和友仁医社，从事临床与学说研究。此时已名振上党，凡回襄垣家中，病人必蜂拥而至，走后数日家里尚不得安宁。以医救民于疾苦是家父之志，以廉而教于世是家父之德。孜孜不倦，追求真理，"以是者为是，非者为非"，正是这样的择医思想与医学态度支配下，才促使他创立了三部六病学说。

2.《伤寒论》的赞颂和质疑

《伤寒论》，古今中医人士皆颂为经典著作，以其特有的辨证论治思想指导着临床实践和理论研究。家父也不例外，早年就对《伤寒论》进行了较全面的分析，肯定了《伤寒论》是汤方辨证的鼻祖。但是，由于《伤寒论》的错误和缺点又影响其对临床的指导性，故对重新整理《伤寒论》提出了自己的八字方针，即"立纲、归类、正误、补缺"。对《伤寒论》中有纲不系目者，重新立之，如厥阴病等；有证方不合其类者，重新归之，如太阳病的归类，大都不合其类；对原文有错误者，当纠之；对遗漏不全者，当补之。早在 1933—1945 年间，家父就提出了"仲景学说观""仲景证治观"和"仲景药能观"。当时避战乱栖身于天水、西安等地，虽有张辅轩先生整理成册，拟于出版，因闻日寇投降，惊喜之际，急于还乡，竟导致稿文全失，后几经查访，仅收得"仲景证治观"残稿一卷。后于 1959—1962 年在李子魁同志的帮助下，又撰写成"仲景学说观"。李子魁同志将稿件多处投递而未能刊登。但家父矢志不改，在 1973 年的古交下乡巡回医疗中，将多年对《伤寒论》的质疑，在讲解三部六病中公布于众。按照上述八字方针，在这次讲解中，将自己近四十年的临床经验和学说思想一泄而出。以后经其弟子胡连玺、郭维峰、宿明良等人撰文，多刊物登载才为中医界所知晓。

家父的三部六病学说以其对《伤寒论》的赞颂和质疑并行的态度提出了自己的学说框架。

三、历史使命

三部六病学说公著于世后，虽然私下非论者屡见不鲜，但至今无人敢以文章会之，这实为憾事。可能不少人读过《差异·困惑与选择——中西医学比较研究》一书，这些作者们以其特有的慧眼说明现在医学中存在的问题和医学发展的方向，历史赋予我们的任务是对旧医学的解构和对新医学的重建。在其原文中，作者写道："解构包含两层涵义。一是对原有概念的分析批判，二是对原有理论系统（或称理论体系）的分析批判……新理论体系的重建，包括概念的重建和规则的重建等。"作者们仅是看到旧医学的缺点和错误之后，提出自己的重建原则设想，他们既无自己重建模式，也未见到别人的解构与重建的模式，因此，他们的理想尚在梦幻之中。今天三部六病学说，特别是我写的以三部六病学说为框架的《异源同流》，已将他们的梦变成了现实。《异源同流》既是对旧医学的解构，也是对新医学的重建，尽管只是一个雏形，但是已具备了新概念、新理论，将肩负着历史的重任，在发展的道路上不断完善着。

第三节　医学的展望——异源同流

《异源同流》（1992 年已出版）是我编著的一部对旧医学解构，特别是对中医的解构，同时也是对新医学重建的尝试。

一、概念更新

在三部六病学说中，特别是宿明良在 1985 年整理的《三部六病》一书（未公开出版）中，我对三部六病的合病合证、兼证、并病等概念做了明确的规定，避免了《伤寒论》中的模糊性与混杂性。在《异源同流》的"三部六病辑要"中，我又将三部六病的概念范畴在第一章中，以十三节分别予以了论述，这里不仅包括了概念的更新，而且包括了理论体系、治则规范的更新。我以三部六病辑要为总框架，分别对三部六病、《伤寒论》、《金匮要略》、《温病条辨》、中医辨证、中医药物学、中医方剂学、西医药物学等进行了重新分类，使中、西医都纳入三部六病体系之中。在三部六病的规则范围内进行辨证论治和辨病论治，在宏观上以中医的阴阳论为指导，在微观上以西医的分析论为手段。只有以阴阳论为指导，才会在临床中不偏离正确的哲学轨道；同时，也只有以分析论为手段，才能对局部有清晰的认识，才能摆脱那种以猜想代替事实真相的模糊概念和荒唐结论。

二、解构与重建

三部六病学说是一种新的辨证论治范式，以其为模板，先将旧的东西进行解构，使《伤寒论》《金匮要略》《温病条辨》等中医经典著作在三部六病学说中找到了互通的桥和通约性。我把这些著作条文按三部六病的框架进行了重新归类排列，这是第一步工作，先让这些著作的条文在三部六病学说的大厦中找到自己的位置；第二步工作是要对这些条文进行逐个审定，保存其精华的部分，弃除其糟粕的部分。这是一项艰巨的工作，可能不是我一个人可以完成的，特别需要靠年轻人去完成。我对这些著作或书籍的解构和重建是想证明三部六病学说是可以包容各家学说的，也是医学统一的一种尝试。可能在今后的发展中还会有别的医学范式出现，来概括中西医各家，从目前来看，还未见出炉。

三、展望

三部六病学说是一种对旧医学解构与重建的尝试，是一种新的医学范式，尚处在初级阶段，有许多东西需要再完善。我的设想是：在以后的医学教学中，以三部为总框架，每门学科都以三部来划分，基础学科是这样，临床学科也如此。编写三部六病学说的医学教材，以三部六病学说总则来讲解和处理临床问题。总之，我们要吸收中、西医的优点，完善三部六病学说的医学体系，达到医学的五化标准，即辨病辨证标准化；治疗原则统一化；制剂用药规格化；临床观察客观化；资料分析科学化。使整个医学在统一的、公认的原则下来运行。我正在编写一部中西医统一的范本——《系统医学》。该书将分为两部分——"系统人体学"和"系统疾病学"，将以全新的观点对中西医进行彻底的解构与重建。

"各派思想生中外，一家学说吞古今。"我希望三部六病学说在中医走向国际的伟大事业中能不断完善自己，起到范式作用。

（刘惠生）

后　语

　　《刘绍武三部六病精义带教录》今虽出版，家父平素之点滴精辟论述，疏于收集，故难尽述其哲学思想，更不能详载其七十余年之经验。不能将家父的全部学术思想和临床经验展现于人，留给我的是一种遗憾。亡羊补牢，只能以此书赎过耳。

　　我虽感才疏学浅，但对中西医学的现状颇有想法，在三部六病学说的指导下，欲用《系统医学》来统一各家医学，现已有初步的构架，分为《系统人体学》和《系统疾病学》。这两部分的纲目已经列出，初步证明是确实可行的。《系统医学》一书是想为中医、中西医结合，甚至西医的统一找到一条捷径；为各医学的交流、共识寻找一条确实可行之路；为各医学的理念更新提出新思路；着眼于解决各医学之间的概念纷争；避免各医学的人、财、物的浪费；为各医学增添新的知识和技能；欲为各医学建立起一个统一的理论体系。更重要的是想造就一批新的医学家，为医学的进步做些贡献。

　　我人单力薄，在短期内难以完成，愿与同道共同努力，为医学的统一而献身。

本书撰写过程中，好友胡安荣、曾华伦给以我很大帮助，他们虽非同行，但热爱中医，能以满腔热情帮我撰稿，实难得矣，在此深表谢意！

刘惠生

2002 年 9 月 5 日

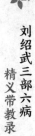

方剂索引

（按笔画排序）

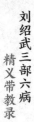

方剂索引

265